医療安全BOOKS 8

臨床事例で学ぶ

コミュニケーションエラーの"心理学的"対処法

監修　日本医療マネジメント学会
日本医療マネジメント学会 医療安全委員会委員長
東京医療保健大学 副学長
坂本すが

編著　北九州市立大学 学長
松尾太加志
東京医療保健大学医療保健学部 看護学科 教授
末永由理

MCメディカ出版

はじめに

　人が2人以上いれば、必ず何らかのコミュニケーションが発生します。どのような仕事をする人か、どのような背景をもつ人か、どのような考え方をする人か、その2人がまったく同じ条件をもつということはあり得ません。だから、発信者が「きちんと伝えた」と思っても、受け手は「聞いていなかった」「わかったつもりだった」「何を言っているのかよくわからなかった」といったことが起こってしまうのです。こういったことは、日常生活の中でもよく経験するのではないでしょうか。

　医療の現場においてコミュニケーションは常に課題です。医療従事者同士や、患者さんとのやりとりにおいて、事の大小によらず、伝達したことがうまく伝わらずに思ってもいなかったような反応が返ってきたり、ミスに発展したりすることは誰もが経験していると思います。そんなとき、みなさんはどのように捉えるでしょうか。「私の伝え方（聞き方）に問題があった」と考えて次からは別の伝え方（聞き方）を工夫し、経験を積むことで「コミュニケーションの達人」になっていく方もいるでしょう。

　もちろん、そのような個々人の気づきと小さな努力は欠かせませんが、経験から個人的に努力するだけでなく、「どうしてコミュニケーションエラーが起こるのか？」を科学的に分析し共有することで、組織的にコミュニケーションの問題を解決していくことはできないでしょうか。

　当書籍では、コミュニケーションエラーを心理学的に解説し、現場から寄せられた事例を基に解決方法を探ります。心理学の専門家である松尾太加志先生に基本的な解説と事例に対するコメントをつけていただきました。改めて、人がいかに自分中心になりがちか、日々の言動を振り返るよいきっかけになると思います。

　ぜひ組織のみなさんで読んでいただき、みながコミュニケーションの達人となって、より良い医療を提供できる一助になれば幸いです。

2019年7月
坂本すが

序

　医療にはさまざまな専門職者がおり、多職種が連携してよりよい医療を目指しています。しかし、仕事の内容、立場、背景が異なる者が働いているところには落とし穴もあります。情報伝達（コミュニケーション）がうまくなされないことがあるのです。情報が正しく伝わらない、つまりコミュニケーションエラーが生じてしまうと、患者の安全が脅かされてしまいます。

　「伝えたはずなのに」「あのとき、言っていれば」と思うことがあるのではないでしょうか。コミュニケーションエラーをなくすことは医療安全にとって大きな課題です。なぜ、コミュニケーションエラーが発生するのでしょうか。それらが生じる原因を理解し、適切な対策をとることが必要です。

　本書では、心理学的な観点から、なぜコミュニケーションエラーが生じるのかを第1章で説明しています。第1章を読んでいただくと、コミュニケーションをどう捉えるべきなのか理解いただけると思います。そして、コミュニケーションエラーを種別に分類しました。それぞれのエラーの種別に応じて、その対策も異なってくるからです。

　第2章では、コミュニケーションエラーの臨床事例を紹介し、どのようなエラーの種別になるかを分析しながら、具体的な対処法を示しています。各事例について、マンガを交えてわかりやすく説明しています。第2章を読んでいただくだけで、コミュニケーションエラーにどう対処すればよいのか理解いただけると思います。

　ただし、医療安全の問題は組織として取り組まなければなりません。とくにコミュニケーションについては組織的な取り組みが重要です。第3章では、心理学の観点、看護師の観点、医療安全管理者の観点、それぞれの観点から、どのようにしてコミュニケーションエラーを防げばよいのかを説明しています。

　本書が、コミュニケーションエラーの防止に役立ち、医療安全のために貢献できれば幸いです。

2019年7月
松尾太加志

Contents

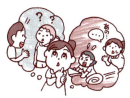

はじめに　3
序　　　　4

第1章　導入　コミュニケーションエラーはなぜ起こる？

コミュニケーションエラーのワナはどこにある？ …………………… 10

第2章　エラー分類でみる事例と解決策

第2章の読み方・使い方 …………………………………………………… 28

同職種間エラー：看護師のエラー

① イントネーションだけで判断してしまい、指示を誤解 ………… 30
② 情報共有不十分で内視鏡検査の患者さんを間違えた ………… 33
③ 抜針したが、血管外漏出であることが伝達されず壊死 ……… 37
④ 左上肢処置禁の伝達がされず、左から造影剤注入ルート確保… 41
⑤ 食止めオーダーを入れるよう指示したが、
　 なされていなかった ………………………………………………… 44
⑥ 変更があったのに自分たちの記憶に頼ってしまった ………… 47
⑦ 昼休憩に入り、
　 昼食後の内服未実施の伝達漏れで内服忘れ …………………… 50
⑧ 申し送りがなかったので鼻出血ガーゼを勝手に抜去 ………… 53
⑨ 急なERCP検査で、動揺歯情報の引継ぎ漏れ ………………… 56
⑩ 採血時間の手順の確認をしたが、
　 先輩看護師からは明確な回答がなかった ……………………… 59

同職種間エラー：医師間のエラー

⑪ 正しく言ったつもりが、薬名の言い間違い……………………… 63

⑫ A薬、B薬いずれかと伝えたつもりが、A薬＋B薬で処方…… 67

異職種間エラー：医師－看護師間のエラー

⑬ 口頭指示で4mgを1mgと聞き間違い……………………… 70

⑭ 休薬の指示があったが、持参薬の休薬だと誤解……………… 72

⑮ 解熱剤の処方の依頼を断られた ………………………………… 75

⑯ 処方箋を渡され、処方を依頼されたが、
別の人の処方を出してしまった………………………………… 78

⑰ 準備手順を聞きづらくためらってしまい、間違った手順に …… 82

⑱ 内服は難しいと提案したが医師が認めてくれない …………… 85

⑲ 術野の針を確認してほしいと言ったけど、
してくれない医師………………………………………………… 89

異職種間エラー：医師－薬剤師間のエラー

⑳ 5倍散の意味を研修医が誤解し、過量投与……………………… 93

異職種間エラー：看護師－薬剤師間のエラー

㉑ 薬剤情報提供書だけでは服薬の変更が患者に伝わらなかった … 96

㉒ 「わかりました」と答えたが、
お互い相手が与薬してくれると思った………………………… 99

CONTENTS

異職種間エラー：看護師ークラーク間のエラー
㉓ 検査予定の2人の患者の名前を思い込みで聞き間違い ………… 102

異職種間エラー：複数職種間のエラー
㉔ 退院延期が施設や家族に知らされてなかった ………………… 105
㉕ 緊急時に電話で薬の依頼をしたが、別の薬を受け取り、処置 … 108

院内外および訪問看護師間のエラー
㉖ 指定された時間に連絡したが医師はもう帰っていた………… 111
㉗ 「内服管理」の捉え方が看護師間で違った………………………… 114
㉘ カテーテル交換の経験ありと答えたが、
　 当該の患者には初めてだった……………………………………… 117
㉙ 訪問先のシーツの場所を引き継いでいなかった……………… 120

第3章 コミュニケーションエラーを防ぐ組織づくり

① 心理学の観点から ………………………………………………… 124
② 看護管理者の観点から …………………………………………… 133
③ 医療安全管理者の観点から ……………………………………… 140

監修・編著者・著者一覧　8

監修・編著者・著者一覧

● 監　修
日本医療マネジメント学会
- 坂本 すが　日本医療マネジメント学会医療安全委員会委員長
東京医療保健大学 副学長 (はじめに、第3章2)

● 編　著
- 松尾 太加志　北九州市立大学 学長 (序、第1章、第3章1、編集：第2章)
- 末永 由理　東京医療保健大学医療保健学部 看護学科 教授 (編集：第2章)

● 著　者 (五十音順)
- 加戸 聖美　近畿大学病院 看護部 管理室 統括看護長 (第2章 事例2、10、16、19)
- 向後 利枝　医療法人社団松和会 池上総合病院 看護部 看護師長 (第2章 事例4、7、8)
- 昆野 亞友子　独立行政法人労働者健康安全機構 医療事業部 医療安全対策課 医療安全推進班長 (第3章3)
- 佐治 文隆　市立芦屋病院 事業管理者
国立病院機構 呉医療センター 名誉院長 (第2章 事例1、14、15、17)
- 佐藤 美加　医療法人社団松和会 池上総合病院 看護部長 (第2章 事例4、5、7、8、24)
- 佐藤 譲　独立行政法人労働者健康安全機構 関東労災病院 名誉院長 (第2章 事例12、20、25)
- 髙瀬 園子　NTT東日本関東病院 医療安全管理室 看護師長 専従医療安全管理担当者 (第2章 事例9、13、23)
- 竹森 志穂　聖路加国際大学大学院 看護学研究科 在宅看護学 准教授 (第2章 事例26、27、28、29)
- 土屋 志保　北里大学病院 医療の質・安全推進室 看護係長 医療安全管理者 (第2章 事例3、11、18)
- 本谷 園子　東京医療保健大学大学院 医療保健学研究科 助教 (第3章2)
- 宮崎 俊子　医療生協さいたま生活協同組合 埼玉協同病院 医療安全管理室 課長 専従医療安全管理者 (第2章 事例6、21、22)
- 若生 美代　医療法人社団松和会 池上総合病院 看護部 師長 (第2章 事例5、24)

第1章

導入
コミュニケーションエラーは
なぜ起こる？

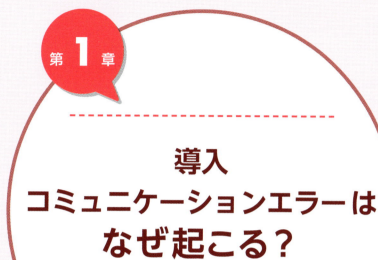

コミュニケーションエラーの
ワナはどこにある？

① コミュニケーションエラーは大きく2つに分けられる

　医療の現場でコミュニケーションがうまくいかないということをよく耳にします。医療の現場に関わらず、複数の人が関わる仕事の現場では、コミュニケーションがうまくいかなかったために、重大な事象に至ることがあります。

　とくに、医療の現場では、専門性の異なる多職種の医療従事者が仕事をしていますので、知識背景や医療に対する捉え方の違いなどもあるため、コミュニケーションの問題が顕在化することが多いようです。

　さらに、医療の仕事では人間を対象としていますので、決まった製品やサービスを提供する仕事と異なり、患者個別に対応しなければなりません。そのため、患者個々の情報も異なり、同じ病気であっても対応のしかたが異なることもあります。そして、医療で扱う医薬品や医療機器も多様になっており、名称や表記が正しく伝わらないと大きな問題となります。また、患者の容態も時間とともに変化しますので、常に正しい情報を把握していなければなりません。そのため、コミュニケーションは極めて重要で、コミュニケーションのエラーによっては、患者の生命の危機を脅かすことになりかねません。

　それでは、コミュニケーションエラーとはどのようなエラーを指すのでしょうか。正しく情報が伝達できないことがコミュニケーションエラーですが、大きく2つに分けて考えることが必要です。1つは、コミュニケーションはなされているものの、必要な情報が正しく伝達されなかった場合です。もう1つは情報伝達をしなければならないのに、コミュニケーションそのものがなされていない場合です。それぞれで原因も異なってきます。前者はコミュニケーションのプロセスの中で生じる問題であり、後者はコミュニケーションの動

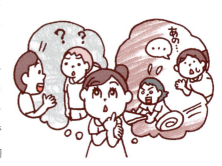

第1章 導入 コミュニケーションエラーはなぜ起こる？

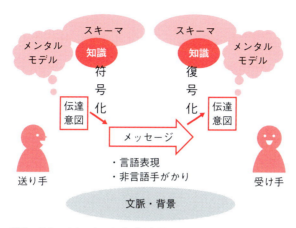

図1 コミュニケーションのプロセス

機*の問題だと考えられます（*「動機」については→p21 ④で解説）。

② コミュニケーションにおける伝達のプロセス

　コミュニケーションエラーがなぜ生じるのか考えるために、そもそも人と人のコミュニケーションにおける伝達はどのようなプロセスでなされるかを考えてみましょう。図1にコミュニケーションプロセスの全体図を示しました[1]。それぞれの用語について説明していきます。

1 伝達意図とメッセージ

　人は、何か伝達しなければならないことがあったときに、「伝達意図」を形成します。
　例えば、入院している患者が発熱をしてしまい、看護師が何らかの対処が必要だと思い、発熱したことを宿直医に伝えたいと思ったとします。ここに宿直医に対しての看護師の伝達意図が生じています。「伝える」というのは言葉を介して行われます。例えば、「○○さんが発熱しました」といった言語表現です。それをここでは「メッセージ」と呼びます。メッセージは言葉だけではなく、対

面の場合、表情や声の調子といった非言語的手がかりも重要です。同じ「○○さんが発熱しました」という言葉でも、驚いた表情で慌てふためいた調子で伝えると、発熱が何らかの重篤な症状になってしまったことを示しているのだと受け手は受け取るでしょう。

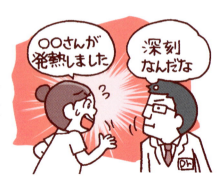

2 符号化・復号化

メッセージを通して、受け手は送り手の伝達意図を知ることになるわけですが、このとき、送り手は、伝達意図をメッセージとして変換する作業を行っていると考えられます。専門的な言い方をすれば、「符号化」です。普段、私たちは符号化を意識することはあまりありません。しかし、もし、私たちが英語で伝えなければならない場合だと、発熱したことを英語で何と言えばいいのだろうかと、符号化を意識するでしょう。ただ、日本語で伝える場合でも、どのような言い方をすれば自分の伝えたいことが伝わるのかを考えているはずです。これが符号化の作業です。表情などの非言語的手がかりも、その伝達意図から無意識的に符号化がなされていると考えられます。

受け手のほうも、メッセージを受ければ、それをすぐ理解できるわけではなく、「復号化」のプロセスが必要です。復号化は、符号化とは逆にメッセージを伝達意図に変換して戻すという作業です。言語表現によるメッセージの内容や表情などから伝達意図を知ることになります。

符号化や復号化をする場合、私たちは知識を使っています。メッセージが言語表現であれば、その言語に関する知識をもっていなければなりません。例えば英語を使うのであれば、英語の言語表現に関する知識をもっているから、符号化や復号化ができることになります。

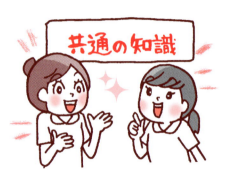

また、表情などの非言語的手がかりは、意識はしていないでしょうが、私たちが育ってきた文化の中で体得した経験（広義には知識と考えてよいでしょう）があるはずです。さらに、医療についての話をするのであれば、医療に関する知識、そこで使われる専門用語に関する知識も有していないと、符号化や復号化はできないことになります。したがって、符号化・復号化するときには「知識」が使われているといえるわけです。

3 文脈・背景の共有

受け手が伝達意図を知るには、メッセージだけではなく、明示的にメッセージとして伝えられない「文脈・背景」が重要な役割を果たしています。

例えば、発熱した患者が術後であり、感染症を起こしてしまう可能性があった場合、発熱したということは感染症の疑いがありますから、重大なことになるでしょう。そのため「○○さんが発熱しました」というメッセージは、患者の容態を伝えるコミュニケーションとして重要な意味をもってきます。術後の患者が発熱をした場合、例えば次のような会話が想像されます。

> **会話1**
> 看護師「○○さんが、発熱しました」
> 医師「えっ、そうですか。うーん、じゃあ、血液をとって、CRPをとりあえずみましょう」

この**会話1**の中には、感染症という言葉は一言も出てきませんが、看護師も医師もこの患者が手術をしたという事実を共有していたため、このようなコミュニケーションが成立するのです。そうでなければ、その体温にもよるでしょうが、それほど問題とする必要がないかもしれませんし、わざわざ医師に伝える必要もないかもしれません。患者が術後であるという背景情報を知っているかどうかによって、「発熱しました」というメッセージの伝達意図の理解は変わってきます。

仮に、手術をしたという事実を看護師は知っていても、そのときの宿直医が知らないのであれば、看護師は次の**会話2**のように、手術をしたという事実を

伝えることで宿直医に背景を共有してもらい、「感染症の疑いがあるため医師に相談している」ということを知らせないといけないでしょう。

> **会話2**
>
> 看護師「○○さんが、発熱しました。3日前に手術をしたのですが」
> 医師「あ、そうですか。それじゃあ、血液をとって、CRPをとりあえずみてみましょう」

このように、私たちのコミュニケーションではその伝達意図を知るには、メッセージだけではなく、暗黙に文脈や背景が存在していて、それらをも利用しているはずです。必要な情報を共有していれば、あえて背景情報を伝える必要はないでしょうが（**会話1**）、そうでなければ、文脈や背景を明示的にメッセージの中で伝える必要が出てきます（**会話2**）。言い換えると、それだけ「文脈・背景」はコミュニケーションで重要な役割を果たしているということです。

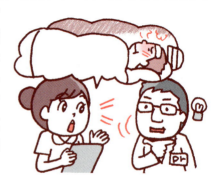

4　メンタルモデルの構築と知識やスキーマ

上記の**会話1**や**会話2**では、看護師の伝達意図は、感染症の疑いにつながる発熱が生じたことを伝えることだと考えられます。このとき、看護師の頭の中には、「術後」、「感染症」、「発熱」という事柄の関係性の枠組み「術後の発熱による感染症の疑い」が頭の中に出来上がっていて、そのことを頭に思い描きながら、「○○さんが発熱しました」というメッセージを発しています。このとき看護師の頭の中に思い描かれた枠組みのことを「メンタルモデル」といいます。私たちは頭の中でその枠組み、メンタルモデルを構築してメッセージを伝えていると考えられます。

メンタルモデルは送り手だけが作るのではなく、メッセージの受け手も作ります。**会話1**や**会話2**の中には、感染症の疑いというメッセージがありません。

第1章　導入　コミュニケーションエラーはなぜ起こる？

しかし、このメッセージだけで、受け手である医師は、「○○さんが術後3日ということを考えると感染症を起こした可能性があり、感染症であるかどうか検査をしたほうがいいのではないか」と頭に思い浮かべます。つまり、受け手の医師も「術後の発熱による感染症の疑い」という枠組みを作り上げていることになります。この枠組みがメンタルモデルです。

受け手がメンタルモデルを作り上げるには、伝えられたメッセージだけではなく、術後であることを「文脈・背景」として共有していることが必要ですし、さらに感染症の疑いだというメンタルモデルを作り上げるための知識が必要となります。ここでの知識は、復号化の際に必要な用語の意味のレベルではなく、発熱、手術、感染症、CRP値といった、さまざまな要素が関係し合っている知識が必要となり、その知識のことを「スキーマ」といいます。

医療従事者であれば、手術をした患者には感染症の恐れがあり、術後数日したときに発熱があれば、それは感染症を引き起こした可能性を示唆するものですので、感染症であるかどうか血液検査をしてCRPをみるということが、とりあえず考えられる処置であるということがわかっています。こういう知識は単純な言葉の意味のレベルではなく、さまざまな要素が関係し合った知識であるため、その知識のことを関係の図式という意味である「スキーマ」という言い方をするのです。

スキーマとしての知識を有していないと、「○○さんが、発熱しました」というメッセージと「○○さんは術後3日である」という背景情報だけでは、「術後の発熱による感染症の疑い」というメンタルモデルを構築することができません。

ただし、メンタルモデルは、頭の中に作り上げたモデルですので、仮説的な存在です。受け手は、送り手から直接メンタルモデルを受け取るわけではなく、メッセージ、文脈・背景、自分の知識やスキーマから、送り手の看護師はこういうことを言いたいのだろうなということを仮説的に構築するのです。仮説ですから間違っているかもしれません。メッセージ

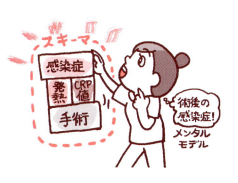

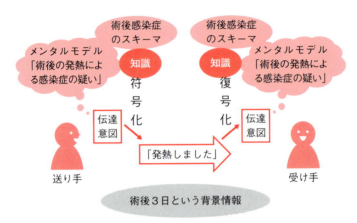

図2 発熱の事例におけるコミュニケーションプロセス

の中には感染症という言葉は何も入っていませんので、感染症の疑いというメンタルモデルは1つの可能性とし考えられるものの、正しくないかもしれません。しかし、メッセージ、文脈・背景、知識やスキーマから総合すると、明示的に感染症という言葉がメッセージの中になくても、「術後の発熱による感染症の疑い」という適切なメンタルモデルを構築することができるのです（**図2**）。**会話1**や**会話2**の例では、メンタルモデルがうまく構築できていると考えられます。

このように、適切なメンタルモデルというのは、送り手が頭の中に描いているメンタルモデルがあり、受け手もそれと同じメンタルモデルを構築できている場合を指します。コミュニケーションがうまく成立するかどうかは、メンタルモデルが適切に構築できるかどうかが鍵を握っていると考えてもよいでしょう。

③ 伝達におけるエラーの分類

ここまでで、コミュニケーションは適切なメンタルモデルが構築されなければならないということを話してきました。そして、その適切なメンタルモデルの構築のためには、メッセージ、知識、文脈・背景、スキーマが重要であるということも話してきました。したがって、コミュニケーションエラーが生じるの

第1章 導入 コミュニケーションエラーはなぜ起こる？

表1 伝達におけるエラーの分類

分類	小分類	エラーの分類の考え方
メッセージにおけるエラー	A 言い間違い（送り手）	知覚レベルでの言い間違いなど送り手が間違って情報を伝えてしまった
	B 聞き間違い（受け手）	受け手の見間違いや聞き間違いにより、誤った情報が伝わってしまった
符号化・復号化におけるエラー	C 伝え方が不十分（送り手）	送り手の表現があいまいだったり、伝えるべき内容が省略されたりして、意図した内容が伝わらなかった
	D 知識不足等で意味が理解できない（送り手・受け手）	知識がないため専門用語を間違って使ってしまった 知識がないとわからない専門的な用語や特定の職種でしか通じない用語を使ったために、受け手が理解できなかった
文脈・背景の共有におけるエラー	E 状況説明不十分（送り手）	文脈や背景を伝えなかったために、意図したことが伝わらなかった
	F 状況を勝手に思い込み（受け手）	文脈や背景を送り手が考えていたものと違うものを受け手が勝手に思い込んでいたため送り手の意図が理解できなかった
メンタルモデルの構築におけるエラー	G メンタルモデルが伝わっていない（送り手）	何を問題としてコミュニケーションしているのか送り手が伝えていないことで、意図が伝わらなかった
	H メンタルモデルが理解できていない（受け手）	送り手が問題としていることとは異なることを受け手が勝手に思い込んでしまい、意図が理解できなかった

には、これらのどこかに不具合があるとエラーになるわけですので、これらの要素別の、エラーの原因を考えることができます（**表1**）。

1 メッセージにおけるエラー

　メッセージ自体が間違って伝わってしまうことがあります。例えば、よく似た薬品名や入院患者の部屋番号を間違って伝えてしまったとか、間違って聞いてしまったという知覚レベルの問題です。送り手のほうが言い間違いや書き間違いをしてしまう場合と、受け手が間違って知覚してしまう場合があ

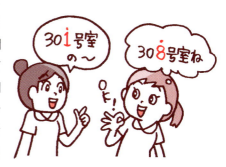

ります。

2　符号化・復号化におけるエラー

　情報のメッセージとしては送り手と受け手で正しく伝わったとしても、その意味するところが理解されなかったり、誤解されてしまったりする可能性もあります。コミュニケーションのプロセスでいえば、符号化や復号化が正しくなされないことによるコミュニケーションエラーです。例えば、送り手の医師が薬を処方する場合、あいまいな伝え方をしてしまうと、受け手が量やルートなどを間違ってしまい誤薬につながる可能性もあります。また、伝えるべき内容の一部が省略されてしまって誤解が生じることもあります。これらは符号化がうまくなされていないと考えられます。

　また、受け手のほうがうまく理解できないこともあります。専門的な用語が使われた場合、新人には理解できないことがあったり、職種が異なる医療従事者には理解できなかったりすることがあります。これらは、復号化がうまくできていないということです。

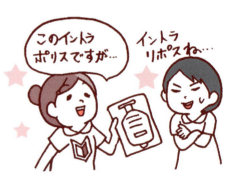

　さらに、知識不足の場合、送り手の符号化の問題であることもあり得ます。間違った知識を有していて、用語の使い方を間違ってしまうような場合です。

3　文脈・背景の共有におけるエラー

　メッセージの意味内容は正しく伝わっても、それだけでは何が言いたいのか伝達意図がわからないことがあります。先の発熱の例では、ただ「発熱しました」だけではわからず、術後であるという背景情報がわかっていないとその重大性が理解できません。例えば、術後という情報が共有されていないと、次のような会話になる可能性があります。

> **会話3**
>
> 看護師「〇〇さんが、発熱しました」
> 医師「そう。風邪でも引いた？ 解熱剤出してもいいけど」
> 看護師「先生、実は、〇〇さんは3日前に手術したんです」
> 医師「あ、そういうことか。感染症かも？」

　受け手が術後であるという情報を共有していなければ、その背景情報を明示的に伝えなければなりません。もちろん、お互い知っていれば、あえて術後という背景情報を伝えないでしょう。しかし、状況説明が不十分で、その背景が伝わっていないままだと送り手の伝達意図が理解できないままになってしまいます。

　また、文脈や背景が共有できていたはずなのに、それを実際にコミュニケーションの場面で使えないことがあります。例えば、次のような会話です。

> **会話4**
>
> 看護師「〇〇さんが、発熱しました」
> 医師「そう。風邪でも引いた？ 解熱剤出してもいいけど」
> 看護師「先生、何言ってるんですか。〇〇さんは3日前に手術したんですよ」
> 医師「あ、そうだった。ごめん、ごめん」

　この**会話4**の場合、医師が勝手に状況を単なる発熱だと思い込んでいたところ、看護師が背景情報を明示的に伝えたため、医師も伝達意図が理解できたわけです。しかし、送り手である看護師がその情報は共有できているはずだと思って話を進めていくと、うまく会話が成立しないことになりかねません。

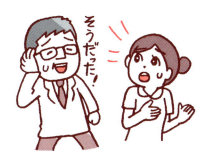

4　メンタルモデルの構築におけるエラー

　文脈や背景を共有できていても、また、送り手が事実を明示的に伝えていても、受け手は送り手が一体何をしてほしいのかわからないことがあります。例えば新人の看護師は、患者の様子について先輩の看護師に伝えるときに、ただ事実だけは伝えるものの、何のために伝えているのかわからないまま伝達をしてしまうことがあり、送り手自身がメンタルモデルを構築できていないことがあります。そうすると、当然のことながら受け手も適切なメンタルモデルを構築できないことになってしまいます。

　一方、受け手が適切なメンタルモデルを構築できない場合もあります。これは、スキーマがうまく活用できない場合に生じます。医療従事者であれば、術後の感染症の可能性に関するスキーマをもっているでしょうが、一般の人にはすぐにはわからないでしょうから、当然メンタルモデルは構築できないでしょう。また、医療従事者でも研修医であった場合、確かに知識としては知っていても、その場面で自分がもっているスキーマをうまくこの会話場面に適用できないかもしれません。例えば、以下のような場合です。

会話5

看護師「〇〇さんが、発熱しました」
医師「そう。風邪でも引いたのですかね？　解熱剤出してもいいですけど」
看護師「先生、何言ってるんですか。〇〇さんは3日前に手術したんですよ。感染症かもしれないということですよ」
医師「あ、そういうことなんですね」

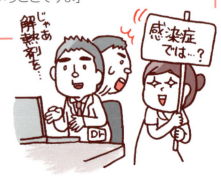

　ここでの研修医は、背景情報もスキーマももっているはずなのですが、残念ながら「発熱した」ということが感染症の疑いと結びつかなかったのです。そして、看護師から教えられて気づいたということです。

④ コミュニケーションの動機

　これまでは、コミュニケーションの伝達のプロセスとそれに関わるコミュニケーションエラーについて話をしてきましたが、それ以前にコミュニケーションを行動として起こさなかった場合もエラーとなり、それはプロセス以前の問題です。そこで、何らかの情報伝達をしなければならないのに、コミュニケーションそのものがなされず、情報が伝達されなかった場合もコミュニケーションエラーとして考えられます。

　まず、コミュニケーションをなぜしないのかを考える前に、逆に人はなぜコミュニケーションをするのかを考えてみましょう。人がコミュニケーションをしたいと思うのは、自分が知っている情報や体験を他者にも共有させたいと思うからです。日常のコミュニケーションの場合、例えば、自分がコンサートに行って楽しかったという経験があると、それを話したくなります。「こんなことがあったんだよ」と自分が経験したことあるいは知り得た情報を共有したいということが、コミュニケーションの動機となります。その際、誰とでもコミュニケーションを行うわけではなく、話をすると楽しいとか、相手がきちんと聴いてくれるといった場合に話をします。こちらの話に興味を示してくれず、ただ聞いているだけの人には話したくはありません。

1 コミュニケーションの動因と誘因

　ここで重要なことは、コミュニケーションの動機は、自分が共有させたいと考えている情報や体験があるかどうかということだけではなく、コミュニケーションを行う相手によって、コミュニケーションの動機は影響を受けるということです。動機づけの枠組みで考えると、前者は「動因」で、後者は「誘因」となります。

　動因は、その行為をしようとする人の内的な要因と考えられます。こんな話を聞いてもらいたいとか、この情報をぜひ伝えなければならないといった気持ちが高いかどうかです。一方、誘因は、コミュニケーションの相手である受け手側の要因だと考えられます。話したいことがあったとしても、誰でもよいわけではなく、嫌いな人であるとか、ちゃんと話を聴いてくれないとかであれば、コ

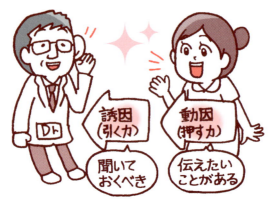

図3 コミュニケーションにおける誘因と動因のイメージ

ミュニケーションしようという気持ちになれません。コミュニケーションにおいて動因は押す力になり、誘因は引く力になります（**図3**）。

　ただし、何か連絡すべき事項がある場合、相手が苦手であってもコミュニケーションをとるでしょう。仕事の場面の場合、たとえ相手が嫌であってもコミュニケーションをとらなければなりません。これは、伝えなければならないという動因が高いからです。つまり、誘因が高くなくても（相手がコミュニケーションをとりたくない人であっても）、動因が高い（必ず伝えなければならないことがある）と、コミュニケーションの行動を起こします。動因か誘因のいずれかがかなり高い場合は、コミュニケーションの行動は起こしますが、動因や誘因がそれほど高くないときには、コミュニケーションを起こさないことが考えられます。

5　動機におけるコミュニケーションエラーの分類

　コミュニケーションをしない場合のコミュニケーションエラーは、動因と誘因の枠組みで考える必要があります（**表2**）。

1　動因の問題

　動因として、まず問題になるのは、伝達の必要性の認識です。仕事の場面では、自分が経験したことや知り得た情報を他者と共有しなければならないと考え

第1章 導入 コミュニケーションエラーはなぜ起こる？

表2 コミュニケーションの動機に関するエラーの分類

分類	小分類	エラーの分類の考え方
動因の問題	I 伝達の必要性の判断ができない	伝えるべき情報の重要性の理解が不十分で伝達しなくてよいだろうと思い、コミュニケーションしなかった
	J 送り手が伝達の必要性の意識が低い	伝えなくてもよいだろうと思い、コミュニケーションしなかった
誘因の問題	K 行動を起こす時間がとれなかった	時間が取れなかったり、相手と時間調整ができなかったりしたため、コミュニケーションができなかった
	L 受け手が伝達の必要性の意識が低い	受け手が、確認を求められたり、情報を伝えられたりすることを嫌がるため、コミュニケーションしなかった
	M 権威勾配がある	受け手が上司であったり、経験年数が長かったりすることで、コミュニケーションを取りづらいと思い、コミュニケーションしなかった
	N 立場の違い	職種が異なったり、部署が異なったりすることで、背景が異なるためコミュニケーションをとっても意味がないと思い、コミュニケーションしなかった

るためコミュニケーションを行います。しかし、伝達が必要でないと判断してしまうとコミュニケーションをしません。

　伝達が必要でないと判断する原因は2つ考えられます。1つは、伝達が必要な情報かどうかの「判断」が正しくなされない場合が考えられます。先に示した発熱したという情報は、術後であれば感染症の疑いがあるので、医師に伝えなければならないという動因が生まれますが、発熱と感染症に関する知識が欠如していれば、ただ発熱しただけなので、医師に伝える必要がないと思ってしまい、伝達しないといけないという動因が高まりません。知識や経験による問題だと考えられます。

　もう1つは、「意識」の問題です。例えば薬剤師が、医師の処方に疑義が生じた場合、疑義照会をしないといけないでしょう。しかし、たぶん間違っていないだろうと思って確認をしないで済ませてしまうことがあります。これは医療安全に対する意識が低いことが問題です。医療安全に対する意識が低いと、確認をするというコミュニケーションの動因が高くなりません。

2　誘因の問題

　動因が高くても、誘因が低くなると、コミュニケーションをしなくなります。誘因が低くなる原因はいくつか考えられます。

　まず、コミュニケーションという行動を起こす場合の行動のコストです。実際にコミュニケーションするかどうかは、そのための時間を作ったり、相手に連絡をとったりといった「行動のコスト」がかかります。内容によってはわざわざ伝えなくてもいいと思った場合には、コミュニケーションという行動を起こすことはないかもしれません。このように、行動のコストが高いと感じ、面倒だと思ってしまい、誘因が低下してコミュニケーションを起こさなくなってしまいます。逆に伝えなくてもいいと思っていたことでも、偶然ナースステーションで出くわした場合なら、行動のコストは低いため、伝えることができるということもあり得ます。

　次に考えられるのは、コミュニケーションの受け手の問題です。動因のところで送り手の意識を取り上げましたが、今度は受け手の「意識」の問題です。受け手がコミュニケーションを行うことの重要性を認識しておらず、コミュニケーション自体を嫌う場合です。例えば、医療安全のために確認を求められることをよく思っていない場合です。そうすると、送り手はコミュニケーションをとることに抵抗感が高くなり、誘因が低下して、コミュニケーションをしなくなってしまいます。

　受け手の問題は、送り手と受け手の地位が異なる場合に、送り手がコミュニケーションをしづらいと感じることがあります。受け手が上司であったり経験年数が長かったりする場合です。社会心理学では「権威勾配」といわれますが、権威が高い者に対してコミュニケーションが取りづらくなります。医療の場合、職種による権威勾配が発生することもあります。一般に医師の権威が高く、他の職種、とりわけコメディカルの場合、権威が低いと捉えられがちです。いずれにしても、受け手の権威が高い場合、誘因が低下してコミュニケーションをしなくなってしまいます。

　受け手の問題は、「立場の違い」も要因となります。医療の場合、職種の違いが専門性の大きな違いとなっているため、もともと業務の内容や専門的に有し

ている知識も異なり、場合によっては、その職種で使われる用語もその職種内でしか通じないようなケースもあります。また、同じ職種であっても、担当病棟の違いや診療科の違いによっても立場の違いが生じます。異なる職種の人にコミュニケーションをとる場合、共有している背景が異なるため、コミュニケーションをとりづらいと感じることがあります。

　さらに、医療においては患者と医療従事者とのコミュニケーションも重要ですが、患者と医療従事者も広い意味で立場の違いと考えられます。医療従事者からすると、患者にはあまり専門的なことを話しても理解が難しいだろうとパターナリズム的な判断をしてしまい、コミュニケーションを取らないことがあります。

3　動因と誘因の関係性

　ここまで、動因と誘因を個別にエラーの原因としてみてきましたが、行動を起こす動機は、動因と誘因が独立して影響を与えているわけではなく、誘因が動因に影響を及ぼしてしまうことがエラーを誘発してしまうのです。

　理論的には、動因が低くても誘因が高いとコミュニケーションをします。誘因が低くても動因が高いとコミュニケーションをします。ところが実際には、誘因が低い場合、コミュニケーションをしたくないという気持ちが先に働き、動因が高いと思っていても、心の中で動因が低くなるようなバイアスが働いてしまうのです。

　例えば、ある事実をある医師に伝えなければならないことがあったとき、その医師とコミュニケーションをとるのが苦手であったとします。つまり、動因は高いのですが、誘因が低くなっています。このとき、動因が高いので、コミュニケーションをとってもよさそうなのですが、人間の心理はそのようには働きません。「あの先生には話したくない」という気持ちが先に働き、コミュニケーションをしなくていいように、「このことはわざわざ伝えなくてもいいはず」と自分に納得させようとします。このような心理的メカニズムを、心理学では「認知的不協和の理論」で説明されます。伝達の必要性が高いのにコミュニケーションをしないということであれば、自分が考えていること（伝達の必要性が高い）と自分の行動（コミュニケーションしない）に合理性がありません。言い換えると、

認知的に行動と不協和が生じています。そこで認知的不協和を解消するために、自分が考えていること（伝達の必要性）を変えてしまおうというメカニズムが働きます。結果的に自分がコミュニケーションをしなかったことを、自分の中で正当化してしまうのです。

　このように、コミュニケーションを行うかどうかは、動因と誘因の影響を受けるのですが、さまざまな心理が働き、単純ではないということです。

参考文献
1) 松尾太加志. コミュニケーションの心理学. 京都, ナカニシヤ出版, 1999, 246p.
2) 松尾太加志. コミュニケーションでエラーを防ぐ. 看護管理. 13 (11), 2003, 902-7.

第 2 章

エラー分類でみる
事例と解決策

第2章の読み方・使い方

　この章では、現場で起こった事例をもとに、コミュニケーションエラーの原因と解決策を考えていきます。なぜコミュニケーションエラーが起こってしまうのかを、一緒に考えながら読んでください。

どの職種間で起こったのかわかるよう、事例に出てくる職種を示しています。

エラーの分類を示しています（右頁参照）。

事例でエラーを回避するための場面を示しています。

事例を紹介しています。

エラーが起こったときの、当事者の気持ちを示しています。

考えられる解決策を示しています。

心理学的なポイントを示しています。

以下に、エラーの分類表を示します（解説は→p.16、22）。

表1　伝達におけるエラーの分類

分類	小分類	エラーの分類の考え方
メッセージにおけるエラー	A 言い間違い（送り手）	知覚レベルでの言い間違いなど送り手が間違って情報を伝えてしまった
	B 聞き間違い（受け手）	受け手の見間違いや聞き間違いにより、誤った情報が伝わってしまった
符号化・復号化におけるエラー	C 伝え方が不十分（送り手）	送り手の表現があいまいだったり、伝えるべき内容が省略されたりして、意図した内容が伝わらなかった
	D 知識不足等で意味が理解できない（送り手・受け手）	知識がないため専門用語を間違って使ってしまった 知識がないとわからない専門的な用語や特定の職種でしか通じない用語を使ったために、受け手が理解できなかった
文脈・背景の共有におけるエラー	E 状況説明不十分（送り手）	文脈や背景を伝えなかったために、意図したことが伝わらなかった
	F 状況を勝手に思い込み（受け手）	文脈や背景を送り手が考えていたものと違うものを受け手が勝手に思い込んでいたため送り手の意図が理解できなかった
メンタルモデルの構築におけるエラー	G メンタルモデルが伝わっていない（送り手）	何を問題としてコミュニケーションしているのか送り手が伝えていないことで、意図が伝わらなかった
	H メンタルモデルが理解できていない（受け手）	送り手が問題としていることとは異なることを受け手が勝手に思い込んでしまい、意図が理解できなかった

表2　コミュニケーションの動機に関するエラーの分類

分類	小分類	エラーの分類の考え方
動因の問題	I 伝達の必要性の判断ができない	伝えるべき情報の重要性の理解が不十分で伝達しなくてよいだろうと思い、コミュニケーションしなかった
	J 送り手が伝達の必要性の意識が低い	伝えなくてもよいだろうと思い、コミュニケーションしなかった
誘因の問題	K 行動を起こす時間がとれなかった	時間が取れなかったり、相手と時間調整ができなかったりしたため、コミュニケーションができなかった
	L 受け手が伝達の必要性の意識が低い	受け手が、確認を求められたり、情報を伝えられたりすることを嫌がるため、コミュニケーションしなかった
	M 権威勾配がある	受け手が上司であったり、経験年数が長かったりすることで、コミュニケーションを取りづらいと思い、コミュニケーションしなかった
	N 立場の違い	職種が異なったり、部署が異なったりすることで、背景が異なるためコミュニケーションをとっても意味がないと思い、コミュニケーションしなかった

同職種間エラー：看護師間のエラー

事例1 イントネーションだけで判断してしまい、指示を誤解

C 伝え方が不十分（送り手）

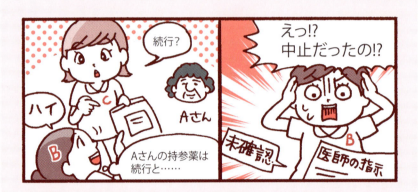

　当院では入院する患者の持参薬はすべて薬剤科の薬剤師がチェック（検薬）して、入院病棟のリーダー看護師に返却するしくみとなっています。
　患者A（80代女性）が消化管出血の疑いで病棟に入院後、担当看護師Bは患者の持参薬チェックのため、持参薬を薬剤科に提出しました。検薬終了後に持参薬を受け取ったリーダー看護師Cは、担当看護師Bに「続行？（ですか）」と尋ねました。ところが、担当看護師Bは「続行（です）」と伝達されたと思い、持参薬すべてを配薬カートにセットしました。実際には、持参薬の一部は中止薬として指示されていたため、中止薬が服薬されることとなりました。
　医師からは持参薬の一部を中止するとの指示が出ていましたが、リーダー看護師Cも担当看護師Bも共にこの指示を確認していませんでした。

1 当事者の気持ち

- リーダー看護師Cは、担当看護師Bが休止薬も含めて患者の状況を把握していると考え、「すべての持参薬は続行するのか？」と確認の意味で質問しました。
- 医師の指示は、本来リーダー看護師によって指示受けされます。そのため担当看護師Bは、医師の指示があってリーダー看護師Cから「すべての持参薬

は続行して服薬です」と伝達されたと思い込みました。

 考えられる解決策

- 本事例の場合、明示的に「続行ですか？」と尋ねずに省略表現だったことであいまいになっています。加えて語尾のイントネーション１つでもって、「疑問形」と「断定形」が生じかねないあやふやさもあります。
- したがって本事例の場合、リーダー看護師Ｃは担当看護師Ｂに、「患者Ａさんの持参薬は続行しますか（続行でいいですか）？」と疑問文であることを明確にして質問するべきでした。
- リーダー看護師Ｃの言葉が、省略表現や語尾があいまいな場合は、担当看護師Ｂは「持参薬は続行ですね（続行でいいですね）」と確認すべきでした。
- さらに、担当看護師Ｂは「主治医の指示はどうなっていますか？」と持参薬の服薬続行の有無に関する主治医の意向を確かめることが望まれます。
- 主治医の指示を確認しなかったということもコミュニケーションの問題だと考えられます。看護師ＢもＣも、相手が確認しているのだろうという思い込みがあったと考えられます。
- 主治医の指示と看護師の業務の間にはタイムラグがあるのは当然で、日常業務に追われる看護師にリアルタイムで指示を伝えるのは困難です。しかし、本事例のように「持参薬の継続服薬の確認」といったチェックが必要な業務ごとに主治医の指示を確かめる習慣をつければ、結果的にダブルチェックが行われることになります。

 本事例でエラーが回避されている場面

リーダー看護師Ｃ
「Ａさんの持参薬はすべて続行ですか？」

担当看護師Ｂ
「まだ確かめていません。主治医の指示はどうなっていますか？」
　（リーダー看護師Ｃと担当看護師Ｂで主治医の指示を確認）

>[リーダー看護師C]
>「持参薬の一部に中止の指示です。それ以外の薬は続行していいですね」
>
>[担当看護師B]
>「わかりました」

エラー防止のポイント
～明示的な表現で伝える～

　人間は効率的に行いたいという気持ちを常にもっていますので、確実な内容で情報伝達をしなければいけないとわかっていても、実際の現場では、会話の表現を最低限で済ましてしまいます。明示的に伝えるよう心がければよいのですが、現実には意識の問題で解決しようとしても難しいでしょう。そのため、持参薬の扱いの情報伝達においてインシデントが発生する可能性が高いのであれば、持参薬の扱いに関するチェックシートを設け、確認することも解決策の1つでしょう。

同職種間エラー：看護師間のエラー

事例 2

情報共有不十分で内視鏡検査の患者さんを間違えた

F 状況を勝手に思い込み（受け手） 　　　B 聞き間違い（受け手）

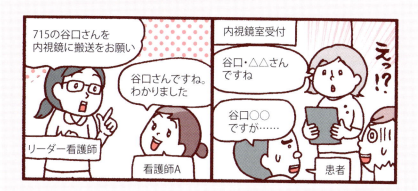

　715号室に入院している「谷口△△さん」が内視鏡検査に呼ばれました。リーダー看護師は、谷口さんという名字の患者が2人入院していることを知っていましたが、病室が違うため間違えないだろうと思い、看護師Aに「715（ななひゃくじゅうご）の谷口さんを、内視鏡に搬送お願いします」と伝えました。看護師Aは谷口さんが2人入院していることを知らず、「谷口さんですね。わかりました」と言い、710号室に入院している「谷口○○さん」のベッドサイドに行きました。「谷口さん、内視鏡検査に呼ばれました」と伝えたところ、谷口○○さんから「はい」と返答がありました。内視鏡室に到着後の患者確認時に、患者間違いに気づきました。

1 当事者の気持ち

- リーダー看護師は、谷口さんが2名いて、710号室と715号室に入院していることを知っており、看護師Aも知っていると思い込んでいました。そのため「715（ななひゃくじゅうご）」と病室名を言うことで伝わると思い、フルネームでの伝達はしませんでした。また、「715（ななひゃくじゅうご）」と「710号（ななひゃくじゅうごう）」が同じように聞こえることに気づいていませんでした。

- 看護師Aは谷口さんが2人入院しているとは思いもしなかったので、フルネームでの確認を怠りました。そして、自分の知っている谷口さんは710号室だったので、リーダー看護師の「715（ななひゃくじゅうご）」を「710号（ななひゃくじゅうごう）」と聞き間違えました。

② 考えられる解決策

- 患者の名前は、原則はフルネームということを徹底すべきでしょう。ましてや、同姓の患者がいることがわかっていたのならば、フルネームで伝達すべきでしょう。
- さらに、確実な情報伝達としてチェックバック（再確認）（→p.140）を行うことが必要です。チェックバックは、送り手が発信した情報を受け手が受け止め、復唱し、さらに送り手が正しく情報が伝わったことを確認し、コミュニケーションのループを閉じること（closed loop communication）です。チェックバックは3ウェイコミュニケーションとも呼ばれる方法で、これを確実に行うことで、効果的に伝達ミスの軽減を図ることが可能になります。リーダー看護師と看護師Aの間で3ウェイコミュニケーションを行うべきでしょう。
- また、医療従事者側の対応以外に、患者に医療安全活動に参加してもらうことは重要です。患者と医療従事者の協働により、フルネームの確認をすることで患者間違いの予防になります。本事例では検査室で間違いに気づいていますが、検査にお連れするときに患者に確認をするとよいでしょう。
- この事例は、同じ病棟に同姓患者が入院しているという情報の共有ができていませんでした。そのため、同姓の患者がいないと思っていた看護師Aは、自分が知っている谷口さんは710号室なので、710号（ななひゃくじゅうごう）と聞き間違えをしたのです。そのため、勤務開始前に、現状、問題点などの共有をするためのブリーフィングをすることで、「この病棟には谷口△△さんと谷口○○さんが入院していて、本日、内視鏡検査を受けるのが谷口△△さんであること」が共有できたはずです。チーム活動を円滑に行うためには、コミュニケーションを通じて、チーム全員の認識を同じにする必要があ

第2章 エラー分類でみる事例と解決策

ります。

3 本事例でエラーが回避されている場面

〜情報伝達時のチェックバック場面〜

リーダー看護師
「715号室に入院している谷口△△さん、内視鏡検査に呼ばれました」（伝達：1ウェイ）

看護師A
「はい。715号室の谷口△△さんの内視鏡検査ですね」（チェックバック：2ウェイ）

リーダー看護師
「はい、そうです。お願いします」（再確認：3ウェイ）

看護師A
「谷口△△さん、内視鏡検査に行きます。確認のため、お名前をフルネームでお願いします」

患者
「谷口△△です」

〜勤務開始時のブリーフィング場面〜

リーダー看護師
「現在、715号室に谷口△△さん、710号室に谷口○○さんが入院しています。本日、715号室の谷口△△さんは内視鏡検査がありますので、よろしくお願いします」

エラー防止のポイント
〜ブリーフィングで情報共有を〜

　フルネームで名乗り、チェックバックを行うことは、患者確認の基本中の基本です。ただし、本事例の場合、同姓の患者さんがおられることを共有していなかったことも問題でしょう。人間は、共有の情報を前提でコミュニケーションを行います。しかし、共有して

35

いると思っていたのがそうでなかった場合、コミュニケーションの齟齬を来します。本事例の場合、それが聞き間違いになったということです。ブリーフィングなどで情報を共有しておくことが、コミュニケーションエラーを防ぐには大事なことです。

参考文献

1) 東京慈恵会医科大学附属病院 看護部・医療安全管理部編著."3章 主なコミュニケーションツールの考え方と事例".TeamSTEPPS®を活用したヒューマンエラー防止策.東京,日本看護協会出版会,2017,42-53.
2) 東京慈恵会医科大学附属病院 医療安全管理部編著."2章 チーム構成 6．患者とのパートナーシップ".チームステップス〔日本版〕医療安全：チームで取り組むヒューマンエラー対策.東京,メジカルビュー社,2012,56-7.
3) 2) 同書籍."3章 リーダーシップ 10. メンタルモデルを共有するためのブリーフィング".80-1.
4) 2) 同書籍."6章 コミュニケーション 5. チェックバック（再確認）".110-12.

同職種間エラー：看護師間のエラー

事例 3　抜針したが、血管外漏出であることが伝達されず壊死

|伝達の必要性の判断ができない

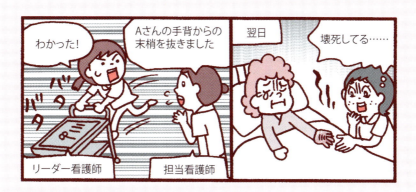

　患者A（80代女性）。膵炎に対し蛋白分解酵素阻害薬を投与していました。この薬剤は、血管外漏出した場合、壊死となるリスクが非常に高い薬です。患者Aは、血管が非常に細く、末梢静脈経路は手背でした。担当看護師は、手背が発赤していることに気づき、抜針しました。リーダー看護師に「手背からの末梢が使えなくなったので抜きました」と報告しました。

　リーダー看護師は、担当看護師に、末梢抜去した理由が静脈炎または血管外漏出、針の閉塞なのかは確認しなかったため、蛋白分解酵素阻害薬の血管外漏出であることを知りませんでした。報告を受けたとき、多忙であり患者を見に行くこともできませんでした。蛋白分解酵素阻害薬が血管外漏出した場合、本来であれば速やかに、皮膚科に診察依頼を行い、薬剤の吸引や、ステロイド剤の局注などの処置が必要でした。

　翌日、他のリーダー看護師が末梢抜去部の観察をしたところ、血管外漏出部位が壊死していました。

１　当事者の気持ち

- 担当看護師は、蛋白分解酵素阻害薬の末梢投与の危険性の知識が十分ではありませんでした。初めて投与する薬剤でしたが、勉強不足を指摘をされると

思ったため、自分が初めてであることをリーダー看護師に言えませんでした。
- 担当看護師は末梢静脈経路のトラブルに関しては対応した経験がありました。観察していたことで、発赤を早く発見できたと思いました。対処した内容もリーダー看護師に速やかに報告し、リーダー看護師から何も言われなかったので問題ないと思いました。
- リーダー看護師は、担当看護師が蛋白分解酵素阻害薬を末梢投与するときの注意点を理解していると思いました。そのため、勤務開始時のミーティングのときにあえて確認はしませんでした。
- リーダー看護師は、末梢抜去の報告を受けたとき、担当看護師は速やかに対応しており問題はないと思いました。担当看護師が蛋白分解酵素阻害薬を投与していた末梢静脈経路だとは言わなかったため、他の輸液を投与していると思い込みました。
- リーダー看護師は、通常なら担当看護師から報告を受けた際、患者を実際に見に行っていましたが、多忙であり行けませんでした。本来であれば、口頭でその後の様子を確認すべきでしたが、対処でき問題ないと思い込んでいたため、その後の様子を確認することを忘れていました。

② 考えられる解決策

- 患者にとって必要な情報はブリーフィングで共有しましょう[1]。「わかっていて当然」という前提を置くのではなく、お互いの認識、理解度、危機感が同じであるかの確認が必要です。共有する際に、一方的なやり取りをするのではなく、お互いの意見を言い合える場を設けることが大切です。
- 報告するときは、対処した内容だけを伝えるのではなく、なぜそのように対処したかの根拠も伝えましょう。報告のフレームワークにSBAR（→p.141）があります[1,2]。普段からこのフレームワークを意識することで自然と身についていくでしょう。
- 人がエラーを起こしやすいとき、「初めて」「久しぶり」「変更」の3Hがあります。自分が初めてである、久しぶりであるということを、勇気をもって声に出しましょう。また、聞く側は、それをとがめることはせず、受け入れて必

要な指導を行いましょう。

3 本事例でエラーが回避されている場面

ブリーフィング

[リーダー看護師]
「Aさんは、蛋白分解酵素阻害薬が末梢から投与されているから注意が十分必要だね」

[担当看護師]
「この薬剤を投与するのは初めてです」

[リーダー看護師]
「薬の情報を一緒に確認しよう。この薬剤は、血管外漏出すると壊死になってしまう危険性が高いので、発赤がみられたらすぐに抜去しましょう」

[担当看護師]
「わかりました。いつもより頻回に観察をします」

[リーダー看護師]
「もし血管外漏出がみられたら皮膚科の診察が必要なので、早期発見早期対応しようね」
「ほかに何か心配なことはありますか？」

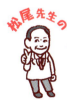

エラー防止のポイント
～経験がないことも勇気をもって伝えよう～

本事例の場合、自分が初めて投与する薬であることをブリーフィング時に確認ができていれば理想的です。ただし、リスクを網羅的に予見し事前に確認するのは、実際には難しいところもあります。そのため、抜針した場合、なぜ抜針したかの理由（血管外漏出）を伝えることが必要で、その際にはSBARなどのツールを使うことが有効でしょう。

参考文献

1) 国立保健医療科学院. ポケットガイド チームSTEPPS2.0：医療安全と質の向上をチームトレーニングから エビデンスに基づいたチーム医療2.0. 2015, 3, 7, 11-2.
2) WHO患者安全カリキュラムガイド 多職種版. 大滝純司. 相馬孝博監. 東京医科大学医学教育学・医療安全管理学. 2012, 9, 136.

同職種間エラー：看護師間のエラー

事例 4 左上肢処置禁の伝達がされず、左から造影剤注入ルート確保

I 伝達の必要性の判断ができない

J 送り手が伝達の必要性の意識が低い

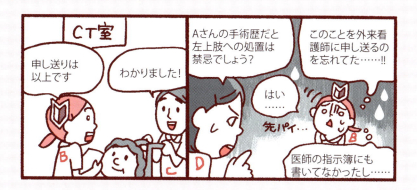

　患者のAさん（70代女性、急性膵炎治療目的で入院、既往に左乳房切除・リンパ節郭清）に、予約外で造影CT検査がオーダーされました。指示を受けた担当新人看護師Bは、造影剤使用時の患者チェックリストのチェック項目に沿ってAさんに内容を確認しました。新人看護師Bは、CT室担当の外来看護師Cに、Aさんのヨード造影剤使用歴・副作用・アレルギー・点滴ルート留置の有無・最終バイタルサインの申し送りをしました。

　検査終了後、Aさんを迎えに行った病棟看護師Dは、外来看護師Cから左前腕に造影剤注入のためのルートを確保したことを申し送られました。病室に戻り、新人看護師Bはペアである病棟看護師Dから、Aさんは左乳癌リンパ節郭清術後であり、左上肢の処置は禁忌であることを指摘されました。新人看護師Bは指摘を受け、アレルギーの有無等の申し送りは行いましたが、左上肢処置禁忌であることを外来看護師Cに申し送り忘れたことに気が付きました。

　医師の検査オーダー入力時、左上肢の処置が禁忌であることの記載がありませんでした。

1 当事者の気持ち

- 担当新人看護師Bは、リンパ節郭清術後の注意事項について理解していなかったので、Aさんの左上肢処置禁忌であることを重要視しませんでした。
- 指示簿の記載もなく、Aさんの左上肢処置禁忌であることの情報が提供されていませんでした。

2 考えられる解決策

- 乳癌の手術で、乳房の切除とともに腋窩リンパ節を郭清した場合、リンパ液の環流が低下し、感染に対する抵抗力が落ちるため、腕や手指の傷口から感染が拡がるリスクが高まります。このため、手術した側の、腕からの採血や点滴投与は避けたほうがよいとされています。
- しかし、本事例の場合、新人看護師Bはリンパ節郭清術後、患肢に採血や点滴を施行することが禁忌であることの知識が不足していました。そのため、外来看護師Cに申し送りをしなかったのでしょう。検査の実施に必要な情報として、禁忌事項や検査による身体への影響等の知識について、部署内で教育する機会を作ることが必要です。
- Aさんは、左上肢が清拭や点滴投与が禁忌であることの情報共有もできていませんでした。患者に必要な医療行為を実施する際に重要な事項は患者に係るすべてのスタッフが理解できる環境を整えることも必要です。医師が患者の禁忌事項や注意事項を指示簿に記載することは、情報共有の手段になりますので医師との連携も必要です。

3 本事例でエラーが回避されている場面

～造影剤チェックリスト作成時～

新人看護師B

(カルテ記載の既往歴と造影剤のチェックリストを照らし合わせ、病棟看護師Dとともに1項目ずつ指差しながら確認を行う)

~検査室での申し送り時~

外来看護師C
「既往や禁忌はありますか？」

新人看護師B
「既往に、左乳癌のため乳房切除・リンパ節郭清術を行っています」

外来看護師C
「わかりました。左上肢の造影剤注入は禁忌ですね」

新人看護師B
「はい。お願いします」

エラー防止のポイント
～伝達すべき重要事項の教育を～

　何を伝えればよいのかが、知識や経験がないために伝達ができなかったということがあります。そのためには、教育が必要でしょう。その教育には、現場に出る前の教育も必要ですが、現場で学びながら仕事をしてもらうことも必要です。周りの医療従事者が意識して行うことが大切ですが、あらゆる事柄に常に意識することも実際には難しいことですので、チェックリストがあれば、その項目を相互に確認し合うことで、教育的な効果も生まれます。

同職種間エラー：看護師間のエラー

事例5 食止めオーダーを入れるよう指示したが、なされていなかった

J 送り手が伝達の必要性の意識が低い →

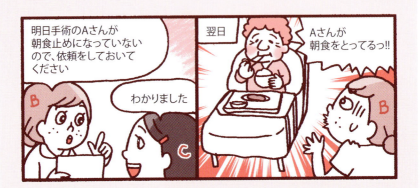

　当院では、手術前日に日勤受け持ち看護師が手術指示の最終確認を行うしくみになっています。
　患者A（80代女性）は、左腎結石にてダブルJステント留置術の予定でした。手術前日、手術当日の指示簿には朝食止めの指示がありましたが、食止めになっていないことを夜勤看護師Bが夕方の情報収集時に気が付きました。夜勤看護師Bは、日勤の受け持ち看護師Cに手術当日が禁食になっていないことを伝え、食止めのオーダーを入れるように依頼しました。
　翌朝食事がきて、受け持ちでない看護師Dが配膳を行い、その後、患者が食事をとっているのを夜勤の受け持ち看護師Bが発見しました。夜勤の受け持ち看護師Bは主治医に報告を行い、主治医から麻酔科医に報告し、手術時間が変更となりました。

1 当事者の気持ち

- 夜勤看護師Bは、日勤看護師Cは朝食止めの必要性を理解しており、声をかけて朝食止めを依頼したので朝食止めにしてくれていると思い込みました。
- 翌日指示に関する確認は、日勤看護師Cの業務であるので、指示確認を行ってくれると思い込みました。

- 配膳した看護師Dは、ベッドサイドにある「手術のため禁食」のボードに気がつかず、また食事が出ていることに疑問をもっていませんでした。

2 考えられる解決策

- 本事例の場合、夜勤看護師Bは情報収集の際に、翌日の朝食が中止になっていないことに気が付き、日勤看護師Cにその対応を依頼しました。しかし、夜勤看護師Bは一度伝えたから大丈夫、対応してくれるはずだと思い、日勤看護師Cがどのように理解したのかを確認せず、また、対応したら報告がほしいとも伝えませんでした。
- 夜勤看護師Bが一方的に伝達しただけでは、メッセージは正確に伝わりにくいので、日勤看護師Cは「食止めを行いました」と夜勤看護師Bに報告を行うべきでした。
- 夜勤看護師Bは食止めを実施したかを確認すべきでした。

3 本事例でエラーが回避されている場面

夜勤看護師B
「Cさん、明日手術のAさんですが、食止めになっていないので、食止めをお願いします」
「食止めを行ったら、私に報告をお願いします」

日勤看護師C
(食止めの確認を行った後)「Aさんの食止めを実施しました」

夜勤看護師B
「わかりました」

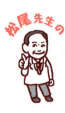

エラー防止のポイント
~指示の履行の確認を~

　本事例の場合、日勤看護師Cは、食止めの必要性を知っており、それにも関わらず食止めが実施されなかったということですが、実際に行為としてコミュニケーション（この場合は食止めのオーダー）を行わなければ意味がありません。推察するに、日勤看護師Cは、経験年数が浅いのかもしれません。そのため、経験のある夜勤看護師Bは、指示を出すだけではなく、その指示が確実に実行されているか確認を求めることも、先輩看護師として必要でしょう。

同職種間エラー：看護師間のエラー

事例6 変更があったのに自分たちの記憶に頼ってしまった

J 送り手が伝達の必要性の意識が低い 　　E 状況説明不十分（送り手）

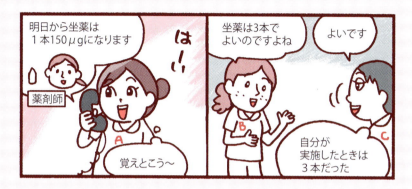

　レボチロキシンナトリウム坐薬は、院内の薬局で50μgの規格で製剤しており、「1回に150μg」の指示が出ると3本を1回投与量として使用していました。その後、薬局が新たに150μgの製剤を作ったため、処方内容を「150μgの製剤を1回1本」と変更しました。薬剤師はこの坐薬を使用している患者の担当看護師Aに、「明日から坐薬は1本150μgになります」と電話で伝えました。看護師Aは、そのことをメモに残したり他の看護師へ伝えたりはしませんでした。薬局から届いた薬袋には、手書きで小さく「150μg 1本」と記載されていましたが、変更したことについての表記はありませんでした。

　翌日、保清担当の看護師Bは保清時にレボチロキシン坐薬を挿入しようと思い、その日の担当看護師Cに「レボチロキシン坐薬は3本でよいのですよね」と聞きました。看護師Cは自分が実施した際は3本使用したので「よいです」と返答し、看護師Bは150μgの坐薬を3本挿入しました。その翌日、看護師Aが坐薬の残数を確認したことで多く使ったことが発覚しました。

1　当事者の気持ち

- 薬剤師は、処方も変更しているし担当看護師Aにも伝えたので、間違えるこ

とはないと思っていました。ですので、薬袋へも特に注意喚起するような表示は行っていません。
- 看護師Aは、自分の担当患者であったこともあり、他のスタッフに情報共有しなくても大丈夫と考えました。あるいは薬剤師同様、カルテを確認すればわかることだと考えていました。
- 看護師Bは、これまでこの患者に3本使用していたことを知っていました。ですが、自分の担当患者ではなかったので、担当の看護師Cに聞くことで、正しい指示内容がわかると判断しました。
- 看護師Cは、これまでの経験から間違いないと思いましたが、1本の規格が変わり、処方内容が変わっているとは思っていませんでした。

② 考えられる解決策

- 薬剤師は、用法用量が変更になった際は、現場のスタッフにそのことが伝わるように、言葉と視覚的メッセージで注意喚起を行うべきでした。とくに、1回の投与本数が変わったことは、非常に大事な情報でした。本数が変わった理由とともに伝えると、より相手の理解がされやすくなります。薬袋に変更の記載があれば、実施するときに必ず目にしますから、間違いは起こらなかったかもしれません。
- 看護師Aは、薬剤師から情報を受けた際、処方内容の変更によって今後起こり得るリスクを予見し、他のスタッフへ注意喚起を行うべきでした。翌日からの変更でもあり、実際に与薬を行うスタッフにも情報が伝わるような配慮が必要です。
- 看護師Bは、保清表に書かれた指示を見て実施しようとしていますが、本来はカルテの指示内容を確認して実施すべきです。
- 看護師Cも同様で、自分の経験だけで判断してしまいましたが、指示を確認すべきです。また、問われた際にチェックバック（再確認）（→p.140）をし、コミュニケーションのループを閉じる確認を実施しましょう（→p.34）。薬剤の場合は、薬剤の個数とともに、含有総量を伝えることが肝心です。

③ 本事例でエラーが回避されている場面

薬剤師
「明日から、坐薬の規格がこれまでの50μgから3倍の150μgに変わります。1回の使用量が、3個使っていたところが1本になりますので、注意してください。薬袋にも注意書きしておきますね」

看護師A
「1本で3個分の量になるんですね。間違うことがないように、他のスタッフにも伝えます」

〜投与の場面〜

看護師B
「坐薬は3本でよかったんですよね」

看護師C
（カルテの確認をした上で）「カルテを確認したら、今日からの指示では、1回1本に変わっています。1本の含有量が3倍になったようです」

看護師B
「1回1本になったんですね」

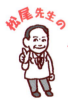

エラー防止のポイント
〜変更のときは明確に指示を〜

　本事例の場合、看護師Bは「3本でよいのですね」と看護師Cに尋ね、看護師Cが3本使用した経験があったため、3本であることの確信が高まった可能性があります。お互いに、相手が正しい情報をもっているだろうと安心してしまい、カルテまで確認しなかったのでしょう。このようなことが起こる可能性もあるため、薬剤師は大丈夫だとは思わずに、指示が変更になったときは確実に伝達しなければなりません。前とどう変わったのか、その理由は何かを伝えることが重要です。

同職種間エラー：看護師間のエラー

昼休憩に入り、昼食後の内服未実施の伝達漏れで内服忘れ

J 送り手が伝達の必要性の意識が低い

E 状況説明不十分（送り手）

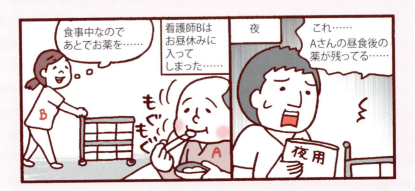

　当院では、患者に薬を配る際は、患者のもとまで配薬ボックスを持参し、配薬ボックスから薬袋を出して6R*を確認後、服用する分を患者に渡しています。また、すべての患者に配薬した後、配薬ボックスを1つずつ開けて確認することで内服薬の投与忘れを防止しており、これは院内ルールとなっています。

　患者のAさんはパーキンソン病ですが、食事は自力で摂取でき、食事が終了するとナースコールで知らせてきます。看護師Bは、Aさんの昼食後の内服薬を投与するために病室を訪れましたが、Aさんは食事中だったため、いったん退室し、他の患者の配薬や下膳などを行いました。その後、看護師Bは昼休憩に入るため、看護師Cに業務の引継ぎを行いましたが、その際、Aさんに内服薬を投与していないことを伝え忘れました。夕方、夜勤者が、夕食後の内服薬をチェックしている際に、Aさんの昼食後分の内服薬が配薬ボックスに残っていたことを発見しました。

＊(1) 正しい患者 (Right Patient)、(2) 正しい薬剤 (Right Drug)、(3) 正しい目的 (Right Purpose)、(4) 正しい用量 (Right Dose)、(5) 正しい用法 (Right Route)、(6) 正しい時間 (Right Time)

1 当事者の気持ち

- 看護師Bは、Aさんは食べ終わったらナースコールで知らせてくれるから、看護師Cに引き継がなくても大丈夫だと思いました。また、看護師Cが配薬ボックスを確認してくれるだろうと思いました。
- 看護師Cは、看護師Bから引継ぎがなかったため、Aさんは昼食後の内服が済んでおり、配薬ボックスを確認する必要もないと思いました。

2 考えられる解決策

- 本事例は、内服投与未実施の伝達がなされていなかったことと、昼食後の配薬ボックスの確認がなされなかった2つのミスが重なって生じたものです。いずれも誰かが行ってくれるだろうという思い込みによるものです。前者は伝達の動機が低かったというコミュニケーションの問題です。後者は、配薬ボックスの確認を誰が行うかが明確でなく、ルール化がされていなかったのかもしれません。これもコミュニケーションの問題とも考えられます。
- 思い込みは、徹底した確認と自己管理で改善することができます。仕事の内容について一つひとつ確認すれば、その段階で「思い込み」に気づくことができます。また、「報告・連絡・相談」の徹底が必要です。「いつも実施していることは必ず実施してくれるだろう」と思っても、その思い込みを捨てて、とにかく報告を省略しないよう心がけることが必要です。
- 本事例の場合、看護師Bは配薬時、Aさんに食事が終了したらナースコールで知らせてくださいと声をかけるべきでした。また、看護師CにAさんの配薬状況を申し送り、Aさんへの配薬が看護師Cの仕事であると認識させるべきでした。
- 看護師BとCは、全患者の配薬ボックスの中身を確認することが内服投与忘れ予防として重要なルールであることを理解し、確実に遂行することが必要です。そのためには、誰かがやってくれるはずと思わず、誰が行うかを確認し合うことが望まれます。

3 本事例でエラーが回避されている場面

〜看護師Bが休憩に入る前〜

看護師B
「Aさんはまだ昼食摂取中でしたので、内服投与していません」

看護師C
「わかりました」

看護師B
「Aさんからのナースコールがなければ様子を見に行き、内服薬を渡してください」

〜看護師Bが休憩終了後〜

看護師B
「Aさんの内服投与は終了しましたか？ 他の患者さんは終了しましたか？」

看護師C
「まだ配薬ボックスの確認をしていませんので、一緒にチェックをお願いします」

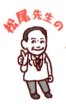

エラー防止のポイント
〜誰が行うか相互に確認を〜

「誰かが行ってくれるだろう」が「伝達しなくてよいだろう」につながった事例のようです。複数のスタッフが関わると、誰が行うのかを明確にしていないと、このような責任の分散が生じてしまいます。ただし、コミュニケーションを確実に行うことを決めるだけではなく、チェックシートを使うなどして、その確認が確実になされる工夫も必要でしょう。

同職種間エラー：看護師間のエラー

事例 8　申し送りがなかったので鼻出血ガーゼを勝手に抜去

J 送り手が伝達の必要性の意識が低い
I 伝達の必要性の判断ができない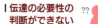

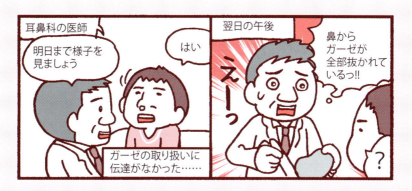

　患者のAさんは、心不全の治療目的で抗凝固剤を内服しています。自宅で鼻出血を起こし、止血不良のため救急車で当院に搬送されました。救急病棟に入院となり、耳鼻科の医師が右鼻孔にクロマイ®軟膏ガーゼ6枚を挿入し、翌日まで様子をみることとなりました。

　耳鼻科医師の処置を介助していた外来看護師から、救急病棟の看護師には挿入した止血ガーゼの取り扱いに関する申し送りはなく、耳鼻科医師からの指示簿にも記載がありませんでした。翌日、Aさんは救急病棟から一般病棟に移動となりました。救急病棟の看護師は、一般病棟の担当看護師に「Aさんの右鼻孔には止血のためのガーゼが挿入されており、外観上出血はみられない」と申し送りました。申し送りの後、担当看護師は止血状況を確認するために、右鼻孔からガーゼを取り除きました。その日の午後、耳鼻科医師による診察時にガーゼが抜去されていることが発覚しました。

1　当事者の気持ち

- 耳鼻科では、処置後の止血ガーゼは医師の診察時に除去し、医師が止血状態を確認することが当たり前でした。耳鼻科の医師と外来の看護師は、病棟の看護師もそれを理解していると思いました。

- 一般病棟の看護師は外観上出血がないと申し送られたため、止血されているならばガーゼを取り除いても問題ないだろうと思いました。

② 考えられる解決策

- 耳鼻科医師と外来看護師は、自分たちが日常行っている処置の方法を医療従事者なら理解しているであろうと思い込んでいたので、処置の注意事項に関する指示簿への記載や口頭での伝達には至りませんでた。しかし、人は状況を判断する際に、自らの経験や知識に基づいて行います。病棟の看護師には、耳鼻科の処置の経験や知識がない可能性があることを考えると、ガーゼを抜去しないことは指示として伝達をすべきでした。
- 本事例の場合、一般病棟の看護師は鼻出血の止血処置後の注意事項に加え、抗凝固剤が身体に及ぼす影響に関する知識が不足していました。ガーゼの抜去のエラーを防ぐためには、知識を補うための教育が必要ですが、自分がこれから行おうとすることが本当に正しいのかどうか、立ち止まって考えることも必要です。その際、自分だけで判断せず、確認をすることが求められます。

③ 本事例でエラーが回避されている場面

～救急病棟での耳鼻科医師による診察終了時～

外来看護師
「右鼻孔に止血処置のガーゼを6枚挿入しています」

救急病棟の看護師
「止血状況の確認方法と注意事項を教えてください」

外来看護師
「医師に指示簿に記載するよう依頼します」

～救急病棟から一般病棟への申し送り時～

救急病棟の看護師
「Aさんの耳鼻科からの注意事項を申し送りします」
(救急病棟の看護師と一般病棟の看護師とで、耳鼻科医師が記載した指示簿を確認)

救急病棟の看護師
「止血ガーゼは診察までそのままという指示です」

一般病棟の看護師
「わかりました。他に何か注意することがありますか」

救急病棟の看護師
「Aさんは抗凝固剤を内服しているので、出血しやすい状態です。出血が認められた場合は耳鼻科の医師に報告してください」

一般病棟の看護師
「わかりました」

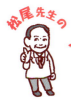

エラー防止のポイント
～知識などが同じでないことの理解を～

　人は、相手も自分と同じように考えているはずだと思ってしまうことがあります。心理学では「フォールス・コンセンサス現象」として知られています。同じに考える（コンセンサス）と思っていることが、誤り（フォールス）であるということです。それを払拭することは難しいことですが、専門性の違いや経験年数の違いが、情報や知識の非対称性を生むことを頭に入れておくことが大切で、伝達や確認の重要性を再認識することが必要でしょう。

同職種間エラー：看護師間のエラー

事例9 急なERCP検査で、動揺歯情報の引き継ぎ漏れ

K 行動を起こす時間がとれなかった

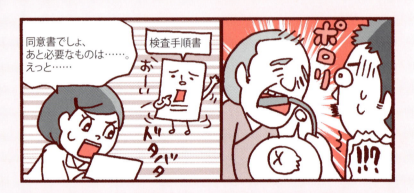

　胆管炎の診断で、昨晩緊急入院となった80代の男性患者を日勤で受け持ちました。入院時より上前歯に3～4本の動揺（以下動揺歯）がみられ、カルテに記載されていました。10時過ぎ、担当の消化器内科医から急きょERCP（内視鏡的逆行性膵胆管造影）を施行することを伝えられました。その日は、連休明けであり、複数の入院患者対応もあったため、慌ただしい中でERCPの準備をすることになりました。準備ができ次第、できるだけ早く検査室に連れてくるように指示を受けました。検査手順書を見る余裕がなく、思い出しながら同意書や物品を準備して、検査室に連れて行きました。

　上前歯の動揺歯の情報は得ていたものの、引き継ぎ用紙への記載を忘れ、ERCP検査室の看護師にその情報を引き継ぎ忘れてしまいました。病棟に戻り、しばらくして引き継ぎを忘れてしまったことを思い出し、治療室に連絡をしましたが、すでに検査は開始されていました。検査後、前歯1本が折れてしまったことが発覚しました。

① 当事者の気持ち

- 急きょの検査施行となり、その他の業務と並行しなければならず、時間に追われて焦ってしまいました。ERCP検査の担当は久しぶりであり、検査手順

書を確認しながら準備をしたかったのですが、急いでいたことから、記憶に頼って準備を進めてしまいました。

2 考えられる解決策

- 本事例においては、「担当看護師が引き継ぎを忘れないように気を付ける」という対策は難しいでしょう。しかし、担当医師から検査依頼を受けた際に、動揺歯があることを伝えることができたかもしれません。
- ERCP検査は、急きょ施行されることも多々あり、その際は時間に追われることが予測されます。したがって、引き継ぎ用紙に、「口腔内の問題あり・なし」または「動揺歯のあり・なし」といった項目を設けるなどの対策が必要と考えられます。そして、受け手である検査室の看護師も検査を行うにあたり、起こり得る合併症を把握しているわけですから、引き継ぎ時に確認することが必要でしょう。

3 本事例でエラーが回避されている場面

〜引き継ぎの場面で〜

ERCP検査室の看護師
「検査を行うにあたり、口腔内や歯の問題はありますか」

担当看護師
「上前歯に4本動揺歯があります」
（実際に、引き継ぎ者2名で、口腔内を確認します）

松尾先生の エラー防止のポイント
〜引き継ぎ用紙の工夫を〜

コミュニケーションという行動を取ることは、1つの手間をかけることでもあります。しかし、その手間をかけることが医療安全につながるのです。ただし、忙しい医療現場において、その手間をか

けるのがコストになってしまっています。
　当事者の努力に頼るのではなく、できる限りコストをかけずに、確認などのコミュニケーションができるよう工夫することが大切です。引き継ぎ用紙にあらかじめ項目を設けるなどの工夫は有効ですし、その工夫を検討することが、リスク認知の向上や医療安全意識の向上にもつながるのです。

同職種間エラー：看護師間のエラー

事例10 採血時間の手順の確認をしたが、先輩看護師からは明確な回答がなかった

L 受け手が伝達の必要性の意識が低い　　M 権威勾配がある

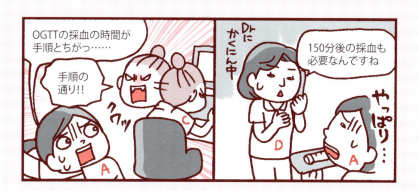

　看護師Aは、夜勤のための情報収集のとき、日勤の看護師Bから、担当患者が明日「OGTT（経口糖負荷試験）」の予定があることの申し送りを受けていました。看護師AはOGTTを実施するのは今回が初めてであったため、夜勤帯での打ち合わせのときに、先輩看護師CにOGTTを初めて実施することを伝えていました。

　看護師Aは、医師の指示した採血時間は30分後、60分後、90分後、120分後、150分後、180分後であることをカルテから情報収集していました。しかし、当院の看護手順を確認したところ、採血時間が30分後、60分後、90分後、120分後、180分後、240分後となっていました。先輩看護師Cは忙しそうでしたが、どちらの時間で採血をしたらよいかを相談するために声をかけました。看護師Aが「OGTTの採血の時間が手順と……」と言いかけたときに、「手順の通り！」と強い口調で言われ、背を向けられたため、それ以上確認することができませんでした。180分後の採血をしたときに、近くにいた他の先輩看護師Dにもう一度相談し、医師の指示を確認したところ、150分後の採血が必要であったことがわかりました。

1 当事者の気持ち

- 看護師AはOGTTの実施について不安を感じていたので、夜勤開始時に先輩看護師Cに、OGTTを初めて実施することを伝えました。医師の指示の採血時間と看護手順の採血時間が違っていたため、あいまいなままではいけないと思い、先輩看護師Cに相談しようとしました。しかし、相談の途中で「手順の通り！」と言われてしまったため、それ以上発言することができなくなり、「手順の通り！」に採血を実施しました。しかし不安な気持ちがぬぐえず、だからといって先輩看護師Cには相談できなかったため、先輩看護師Dに相談しました。
- 先輩看護師Cは、夜勤開始前の打ち合わせで「OGTT」があることの情報は共有できていましたが、看護手順と医師の指示の採血時間が違うことは知りませんでした。そのため看護手順の通りと思い込んでおり、夜勤で多忙なことも重なり、看護師Aの相談に対して最後まで内容を確認することなく「手順の通り！」と発言しました。

2 考えられる解決策

〜ブリーフィング時〜

- この事例は、受け手である先輩看護師Cが看護師Aからの確認を求められることの重要性が低かったために発生したエラーです。受け手である看護師Cは、看護師Aよりも先輩であったため、相談がしにくかったり、相談できなかったりする権威勾配が要因となっています。安全文化の醸成のためのTeamSTEPPS®などの研修が効果的です。
- 今回は、夜勤時の打ち合わせは実施されていますが、打ち合わせ内容が中途半端であり、正しい情報の共有ができていませんでした。先輩看護師Cは、チームパフォーマンス（成果）をあげるために、看護師AがOGTTを実施することが初めてであるという情報を、先輩看護師Dと共有し、看護師Aが業務過負荷時に労務支援ができるように状況共有をする必要があります。業務を始める前に短い打ち合わせであるブリーフィングを行い、チームメンバーの役

第2章 エラー分類でみる事例と解決策

割、責任、行動、目的、注意点などを明確にすることが重要になります。

③ 本事例でエラーが回避されている場面

〜夜勤の打ち合わせ時〜

看護師A
「担当患者の○○△△さん、明日OGTTがあります。私はOGTTを実施するのは初めてです」

先輩看護師C
「はい、わかりました。Aさん、看護手順は確認していますか」

看護師A
「はい。しかし医師の指示の採血時間と看護手順の採血時間が異なります。一緒に指示の確認をお願いします」

先輩看護師C
「はい。医師の指示の採血時間が、看護手順と異なりますね。医師の指示時間での採血をお願いします。採血時に困ったことがあれば、私か(看護師)Dさんに相談をしてください」

看護師A
「はい。わかりました。医師の指示時間で採血をします」

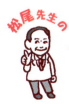

エラー防止のポイント
〜尋ねられたらきちんと答える風土に〜

どのようなベテランも、若かった頃には戸惑って誰かに尋ねようとしたことは何度もあるはずです。しかし、人間は年を重ねると、それを忘れてしまい、若い人に無下な態度をとってしまいます。仕事の現場は常に新人さんが入ってきて、育てていかなければなりません。そして、医療の現場では安全にかかわることがあるはずですから、誰から尋ねられようときちんと答えることは大事で、そのような風土を組織として醸成することが重要です。

61

参考文献

1) 東京慈恵会医科大学附属病院 看護部・医療安全管理部編著."3章 主なコミュニケーションツールの考え方と事例".TeamSTEPPS®を活用したヒューマンエラー防止策.東京,日本看護協会出版会,2017,42-53.
2) 東京慈恵医会医科大学附属病院 医療安全管理部編著."3章 10.メンタルモデルを共有するためのブリーフィング".チームステップス〔日本版〕医療安全:チームで取り組むヒューマンエラー対策.東京,メジカルビュー社,2012,80-1.
3) 2)同書籍."5章 1.労務支援".94.

同職種間エラー：医師間のエラー

事例11 正しく言ったつもりが、薬名の言い間違い

A 言い間違い（送り手）

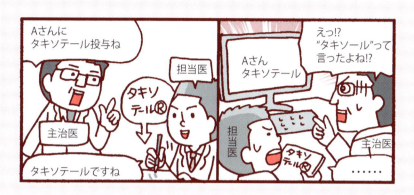

　当院では、化学療法の指示は主治医の指示のもと、主治医である指導医と研修医である担当医が電子カルテに入力します。今回、化学療法の患者Aに対し、主治医が「タキソテール®」のレジメンを担当医に口頭で指示しました。担当医は「タキソテール®ですね」と復唱し、自分のメモに「タキソテール®」と記載しました。そのメモをもとに、電子カルテに「タキソテール®」を入力しました。本来は、入力後主治医が内容を確認することになっていますが、主治医は多忙のため失念しました。入力された化学療法は、患者に実施されました。その後、経過観察している際、患者の血液データが急激に悪化しました。

　主治医が電子カルテを確認したところ、「タキソール®」を投与するはずが、「タキソテール®」が投与されているのを発見しました。担当医は、主治医からの口頭指示を記載したメモを見返したところ、そこには「タキソテール®」と記載されていました。

1 当事者の気持ち

- 主治医は、複数の患者を担当し、タキソテール®の指示も、タキソール®の指示も出したことがありました。名前が非常に似ているので、間違いやすいこ

とは認識していましたが、今まで間違ったことがなかったので、自分が間違えるわけがない、という思いがありました。
- 主治医が指示を出したときに、担当医はメモを取っていたので、主治医は自分が言い間違えているとは考えもせず、指示は合っている、と思い込みました。
- 担当医は、タキソテール®とタキソール®が間違いやすいことを認識していたため、メモを取りました。主治医の指示を入力するため、自分が間違えてはいけないと思い、声に出して復唱しました。自分が「タキソテール®」と言ったことに対し、主治医の返答がなかったため、合っていると思いました。主治医は、上級医であったため「合っていますよね？」と重ねて確認することはできませんでした。

❷ 考えられる解決策

- 主治医の指示を、担当医が電子カルテに入力するシステムを見直す必要があります。主治医の指示のもと、化学療法が実施されるわけですから、人が介在することでエラー発生のリスクが上がります。原則として主治医が入力することとし、やむを得ず担当医が入力する場合でも、主治医の確認が終わらないと実施できないようなシステムにするというのも対策の1つです。
- 担当医が口頭で指示を受けたときに、メモを取った対策は適切でした。そこで「タキソテール®ですね」と復唱もできています。しかし、この復唱に対し、「はい、合っています」「いいえ、違います」と返答できていません。Team STEPPS®のコミュニケーションの中に、チェックバック（再確認）があります（→p.140）。指示を出し、その指示を復唱し、それが正しいか、を声に出して確認する方法です。このコミュニケーションはclosed loop communication（コミュニケーションのループを閉じる [→p.34]）ともいい、WHO患者安全カリキュラムガイドにも記載されています [1, 2]。
- 口頭指示は原則しないことが望ましいです。やむを得ず行う場合は紙媒体に確実に記載する必要があります。記載した内容を、復唱するのは必須ですが、指示者に目視で確認してもらいダブルチェックしてもらうと確実です。
- 類似した名称の薬の場合、各医療機関で独自に一般名（タキソテール®→ドセ

タキセル、タキソール®→パクリタキセル）を用いたり、販売会社名を付加したりする対策が必要でしょう。そうすれば、仮に薬名の言い間違いが生じても、付加的な情報で気づくことができます。

3 本事例でエラーが回避されている場面

主治医
「Aさんの化学療法はタキソテール®のレジメンで」

担当医
「タキソテール®ですね。ドセタキセル（一般名）の」

主治医
「えっ？ ドセタキセル？ タキソテール®？ではないよ。タキソール®だよ」

担当医
「タキソテール®、と言われたためメモしました。タキソール®ですか？」（メモを見せながら）

主治医
「パクリタキセルのタキソール®でお願いします」

担当医
「パクリタキセルのタキソール®ですね。不安ですので入力したら、指示内容の確認をお願いします」

主治医
「今、一緒に入力しよう」

エラー防止のポイント
～付加情報でチェックバックを～

　言い間違いそのものを防ぐことはできません。そのため、チェックバックなどでしっかり確認することが大事です。その際、同じ名称での復唱をしても、聞くほうは思い込みで判断してしまい間違いに気づきません。一般名や販売会社名を付加する対策が有効でしょう。

本事例では、主治医が内容確認を失念したということですが、仮に確認できていたとしても、薬の名称だけであると、思い込みで正しいと認識してしまう可能性があります。カルテ上でも薬の名称以外の情報があることが間違い防止に役立ちます。一方で、根本的な対策は、名称を変えることでしょう。本事例の場合、タキソテールは薬名ワンタキソテールが販売され、言い間違いのリスクは下がりました。

参考文献
1) 国立保健医療科学院．ポケットガイド チームSTEPPS2.0：医療安全と質の向上をチームトレーニングから エビデンスに基づいたチーム医療2.0. 2015, 3, 8.
2) WHO患者安全カリキュラムガイド 多職種版．大滝純司．相馬孝博監．東京医科大学医学教育学・医療安全管理学. 2012, 137.

同職種間エラー：医師間のエラー

事例 12

A薬、B薬いずれかと伝えた つもりが、A薬＋B薬で処方

C 伝え方が不十分（送り手） 　　　**N 立場が違うから**

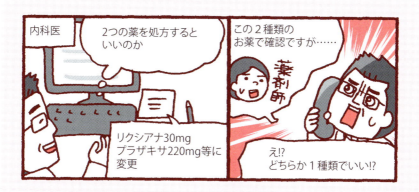

　心房細動のある患者（90代女性）が脳梗塞を発症して、急性期はヘパリン＋エダラボンにて加療を行ってきました。急性期を過ぎた時点で、一般内科の受け持ち医師Aは、心房細動に対する治療方針を循環器内科医師Bに相談しました。

　医師Bは、リクシアナ®30mg、あるいはプラザキサ®220mgの内服が適切だと考え「脳梗塞の出血性梗塞のリスクが軽減した段階で、内服薬（リクシアナ®30mg、プラザキサ®220mg等）に変更していただいてよいかと考えます」と書面で返答しました。この回答を医師Aは、リクシアナ®30mgとプラザキサ®220mgと解釈し、両者を処方しました。病棟薬剤師から疑義照会があり、リクシアナ®のみの処方に変更されました。

1 当事者の気持ち

- 循環器内科医師Bは、「リクシアナ®30mg、プラザキサ®220mg等」と書面で返答していますが、「プラザキサ®等」という表現に、リクシアナ®またはプラザキサ®のいずれかの意味を込めて返答していました。
- 一般内科医師Aは、2種の薬剤が並列で記述されていることから、両者を使用すると判断しました。循環器内科の専門の医師からのアドバイスであった

ため、確認し直したり、治療方針を成書で確認したりする必要はないだろうと思っていました。

② 考えられる解決策

- 医師Bは、書面で明確に「リクシアナ®30mg、またはプラザキサ®220mgの内服」と表現すればよかったと考えます。
- 医師Aは、医師Bから書面でいただいた後に、医師Aが判断した処方の内容を医師Bに確認すればよかったでしょう。
  また、医師Aは、心房細動に対する治療方針を成書で確認すれば、リクシアナ®とプラザキサ®を併用することは避けられた可能性が高かったと考えます。

③ 本事例でエラーが回避されている場面

医師A
「いただいた書面で、確認したいことがあります」

医師B
「脳梗塞の出血性梗塞のリスクが軽減した段階で、リクシアナ®30mg、またはプラザキサ®220mgの内服に変更していただければ良いかと存じます」

医師A
「リクシアナ®とプラザキサ®のどちらかを内服ということですね」

松尾先生の エラー防止のポイント
～セーフティネットを～

　本事例は、送り手の丁寧な記述、受け手の治療方針の確認があれば防げたわけですが、これらは後知恵的な対策でもあります。人間のコミュニケーションは、一意に意味が定まらないことはありますから、送り手と受け手の解釈が異なることを、完全に回避することは不可能です。本事例の場合、疑義照会で防ぐことができたことに

意味があったと考えるべきでしょう。すべての場面で完璧にできるわけではありませんので、いくつものチェックを経る体制を作っておくことが大切です。

異職種間エラー：医師－看護師間のエラー

事例13 口頭指示で4mgを1mgと聞き間違い

B 聞き間違い（受け手）

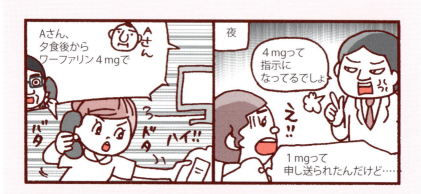

　心不全の患者Aには「ヘパリンナトリウム注5千単位＋生食45mL」が4mL/hで投与されていました。17時頃、担当医師より病棟に電話があり、「夕食後からワーファリン®4mgで」と言われました。電話を受けた日勤の受け持ち看護師は、1mgと聞き間違えて、そのまま夜勤看護師へ申し送り、患者Aは夕食後にワーファリン®1mgを内服しました。

1 当事者の気持ち

- 受け持ち看護師は、電話連絡が勤務の切り替わるタイミングであったこともあり、慌ただしく対応してしまいました。ヘパリンナトリウム注が持続投与されていることもあり、ワーファリン®1mgと聞き間違え、そう思い込んでしまいました。緊急時の口頭指示書に記載できればよかったのですが、電話を受けた際には口頭指示書が周りに見当たらず、記載・復唱ができませんでした。

2 考えられる解決策

- 薬の名称、用量などの聞き間違いは頻繁に発生するインシデントですので、

原則、薬の指示は文書で行うとする必要があります。急ぐ場合でも、とりあえず口頭で指示し、実施前までに文書があれば、実施直前に文書での確認が可能です。

- やむを得ず口頭指示受けをする場合、「口頭指示を伝える者（医師）は必要な情報を明確に伝え、口頭指示を受ける者（看護師）は指示内容を口頭指示受け用紙に記載し、復唱し指示内容が相違ないかを確認する」といったルールを決め、このルールにのっとって実践する必要があります。
- 本事例の場合、口頭指示書が見当たらなかったため記載・復唱ができなかったということですが、少なくとも復唱はすべきだったでしょう。

本事例でエラーが回避されている場面

~引き継ぎの場面で~

電話をした担当医師
「Aさんに夕食後からワーファリン®4mgをお願いします」

電話を受けた担当看護師
「担当の○○です」（口頭指示受け用紙を準備する）
（口頭指示受け用紙にメモをする）「Aさんに、ワーファリン®ですね、本日の夕食後から、4mgの内服ですね。わかりました」（復唱し内容確認する）

電話をした担当医師
「はい、内服です。お願いします」

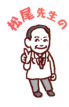

エラー防止のポイント
~原則文書で、口頭では必ず復唱を~

誤薬は生死にかかわりますので、薬の指示は原則文書で行うこととすべきでしょう。口頭では必ず聞き間違いが発生します。大丈夫だと思っていることが最も危険で、やむを得ず、電話での口頭での指示を受ける場合、必ず復唱することとメモに記載することが必要です。

異職種間エラー：医師－看護師間のエラー

休薬の指示があったが、持参薬の休薬だと誤解

F 状況を勝手に思い込み（受け手） 　　C 伝え方が不十分（送り手）

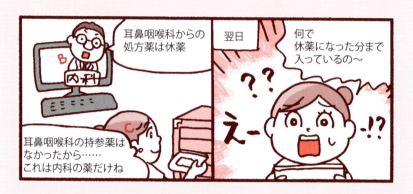

　当院では同日に複数の診療科を受診した患者は、それぞれの診療科から服薬処方が出て、しかもその患者が当日に入院した場合には、処方された薬剤は一括して入院した患者に投与されるしくみになっています。

　患者Aは呼吸器症状があり、当院に来院、まず耳鼻咽喉科を受診、次に内科を受診しました。耳鼻咽喉科では咽頭炎と診断され抗菌薬が処方されました。内科受診の結果、気管支肺炎の診断で緊急入院が決定し、主治医Bからは電子カルテ上で「耳鼻咽喉科からの処方薬は休薬」と入力された指示がありました。

　入院病棟の担当看護師Cは、患者Aの耳鼻咽喉科からの処方薬は持参薬として持ち込まれると思い込み、持参薬がなかったことから耳鼻咽喉科の処方薬は入院病棟にないと考えました。そこで入院後に内科から処方された薬剤を配薬カートにセットしました。しかし実際には、耳鼻咽喉科から処方された薬剤がその中に含まれていたことが翌日になって判明しました。一方主治医Bは抗菌薬投与を点滴注射で考えていたため、耳鼻咽喉科処方の抗菌剤の経口投与は不要として休薬の指示を出していました。

1 当事者の気持ち

- 担当看護師Cは、患者Aのように入院当日に他の診療科を受診しているケースを経験したことがなく、他科で処方された薬剤は、患者持参薬として持ち込まれると思い込んでいました。
- 主治医Bは、患者Aに対して抗菌剤投与は必要と考えましたが、入院しているので点滴注射で行うことを考えていました。そこで抗菌薬の重複投与を防ぐため、耳鼻咽喉科から処方された内服抗菌薬の服用を休止するように指示しました。

2 考えられる解決策

- 本事例は、主治医Bが中止を指示した薬がどの薬か明示されていないことも、看護師Cが状況を勝手に思い込んだ要因になっていますので、主治医Bは中止対象の薬剤を具体的に指示することが必要です。
- 主治医Bは、耳鼻咽喉科からの内服抗菌薬に対して休薬の指示を行う際に、その理由として抗菌薬を経静脈ルートで投与する予定であることを担当看護師Cに伝えます。電子カルテ上で指示理由を記入しておけば、担当看護師Cとの情報共有が図られます。
- 情報共有には、SBAR（→p.141）を医療安全のコミュニケーションツールとして活用し、患者Aについて伝えます。
  S（状況）：耳鼻咽喉科で咽頭炎、内科で気管支肺炎の診断。
  B（背景）：呼吸器症状。
  A（評価）：抗菌薬投与。
  R（提案・要求）：耳鼻咽喉科と内科からの抗菌薬の重複投与を避け、一本化する。
- 患者Aのように、入院当日に他科から処方薬が出た場合は、入院病棟の処方薬に一括して含まれるシステムであることを、病棟担当看護師に周知させます。
- 看護師は担当患者に投与される薬剤を把握して、本事例のように経口ならびに経静脈の2ルートで抗菌薬が重複投与されかねない場合は、事前に主治医に注意喚起して、指示の確認を行います。

③ 本事例でエラーが回避されている場面

主治医B（電子カルテ上の入院時指示）

「患者Aへの抗菌薬投与は点滴で行います。耳鼻咽喉科から処方された内服抗菌薬（具体的薬剤名を明記）は、抗菌薬の重複投与になるので休薬とします」

担当看護師C（患者Aの経口処方薬を確認した上で）

「わかりました。耳鼻咽喉科から処方された抗菌薬（具体的薬剤名を明記）を中止します」

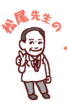

エラー防止のポイント
～休薬の理由の伝達を～

　医療の場面では、薬の処方や処置の中止・変更が頻繁に生じ、エラー発生の危険が高まるときです。たとえ、中止や変更の指示が正しくても、人は誤解をしてしまったり、勝手に解釈してしまったりする可能性があります。そこで、中止・変更の理由などの付加的な情報を提供することが大事で、そこで誤解や勝手な解釈が生じにくくなります。

異職種間エラー：医師－看護師間のエラー

事例 15　解熱剤の処方の依頼を断られた

G メンタルモデルが伝わっていない（送り手）　　　H メンタルモデルが理解できていない（受け手）　

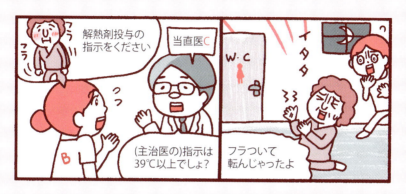

　深夜の内科病棟に、患者 A（83 歳女性）が腸炎の診断で入院中でした。主治医からは体温 39.0℃以上の場合は解熱剤を使用するよう条件付きで指示が出ていました。患者は 2 日前から発熱しており、当日も強い倦怠感を訴えていました。検温で 37.9℃でしたが、夜勤看護師 B はこの患者が高齢であり、移動時にふらつきがみられたことから転倒の危険性を考慮し、解熱剤の使用が必要と考えました。そこで看護師 B は当直医師 C に本患者の解熱剤使用を求めました。

看護師 B「（患者）A さんが 37.9℃の発熱があるので、主治医の解熱剤投与指示は 39.0℃以上なのですが解熱剤投与の指示をください」
当直医 C「発熱時の指示は 39.0℃以上でしょ」
看護師 B「はい」
当直医 C「それまで様子をみたらいいんじゃないの」
看護師 B「わかりました」

患者 A は夜間に排尿のため離床し転倒、打撲傷を負いました。

1　当事者の気持ち

- 看護師は医療知識をもつ職業人として、単に医師の指示に従うだけでなく、

患者の状態や患者を取り巻く状況などを総合的に判断して、適切な対応あるいは行動を起こすことが望まれます。
- 本事例の夜勤看護師Bは、その意味では適切な行動を起こしたといえます。すなわち、患者Aの自覚症状の緩和と転倒リスクの回避を優先的に考え、主治医の解熱剤使用条件に適合しないとはいえ、早期の解熱剤使用が患者にとってより良いと推測し、当直医へ解熱剤使用の許可を求めました。しかし、なぜ解熱剤投与が必要と考えられるかという患者背景や状況を当直医へ伝えませんでした。
- 当直医は患者Aの現状を知らず、主治医による解熱剤使用の条件に合致しないことから、単純に主治医の指示を優先させて、早期の解熱剤投与の必要はないと判断しました。

2 考えられる解決策

- コミュニケーションの送り手である病棟の夜勤看護師Bは、患者Aが発熱によって倦怠感が増強し、またふらつきもみられることから、発熱状態が続くと転倒のおそれもあることを、受け手の当直医に説明していないため、当直医は主治医の指示を尊重し、早期の解熱剤使用を控えました。
- コミュニケーションの受け手である当直医も、なぜ夜勤看護師が解熱剤投与を提案してきたかについて問い返すことなく、認識の差異を確認しませんでした。
- 当直医に夜勤看護師が解熱役投与の依頼をする際、SBAR（→p.141）をコミュニケーションツールとして活用し、患者Aについて伝えると、当直医も理解できます。
  S（状況）：37.9℃の発熱。
  B（背景）：83歳と高齢、腸炎で入院、強い倦怠感、ふらつき。
  A（評価）：解熱剤投与による倦怠感・ふらつきの解消。
  R（提案・要求）：主治医指示（39.0℃）より早めの解熱剤投与。
- 夜勤看護師と当直医の間で適切な伝達と理解がなされ、メンタルモデルの構築ができていれば、解熱剤によって患者の状態が改善し、転倒事故を防げた可能性があります。そうすると、医療チームの協働意識を向上させ、ヒュー

マンエラーを防ぐことができます。

3 本事例でエラーが回避されている場面

看護師B

「腸炎の診断で入院中の(患者)Aさんですが、37.9℃の熱が出ています。Aさんは83歳と高齢で倦怠感が強く、ふらつきも訴えておられます。主治医の解熱剤投与の指示は39.0℃なのですが、早めに熱を下げてあげたほうが良いようです。解熱剤投与の指示をいただけますか」

当直医C

「主治医の指示通りに待機すると、Aさんの状態が悪くなる可能性があるのだね」

看護師B

「はい」

当直医C

「では、解熱剤を出してください」

看護師B

「ありがとうございました」

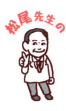

エラー防止のポイント
～SBARで理由を伝える～

　会話の内容が矛盾するとき、人は含意があると解釈します。この事例の場合、主治医の解熱剤投与条件に合わない提案を看護師がしていることは、含意があるわけです。仕事の場面では、その含意を明示的に伝えなければなりません。SBARをうまく活用するとよいでしょう。一方、受け手も、含意があると考え、それを尋ねることが必要です。本事例は医療従事者同士の会話ですが、これが患者とのコミュニケーションの場面であれば、受け手である医療従事者は受け流さず、含意を引き出すことが求められます。

異職種間エラー：医師−看護師間のエラー

事例16 処方箋を渡され、処方を依頼されたが、別の人の処方を出してしまった

H メンタルモデルが理解できていない（受け手）

K 行動を起こす時間がとれなかった

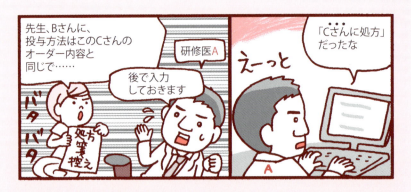

　当院では、入院患者の薬剤はすべて電子カルテでオーダー入力をしています。医師が薬剤をオーダーすると処方箋控えが印刷されます。

　研修医Aはナースステーション内で、リーダー看護師から「(患者)Bさんにレスタミンを処方したいのでオーダー入力をしてください。投与方法はこの(患者)Cさんのオーダー内容と同じでいいので、よろしくお願いします」とCさんの処方箋控えを見せながら言われました。研修医Aは、リーダー看護師が忙しそうであり、また自分自身も他の業務があったため、「わかりました。後で入力しておきます」と答え、病棟から離れました。その後、研修医Aは「Bさん」ではなく「Cさん」に対してレスタミンをオーダー入力してしまいました。

1 当事者の気持ち

- リーダー看護師は、研修医Aに患者Bさんのレスタミンの処方を依頼するときに、わかりやすく伝えようと考え、同じ処方内容である患者Cさんの処方箋控えを、研修医Aに見せながら依頼をしました。
- 研修医Aは、依頼された内容をリーダー看護師に確認しようと考えましたが、リーダー看護師が忙しそうであり、また自分自身も忙しかったために、処方

すべきなのがBさんかCさんかをリーダー看護師に確認をしませんでした。そして、リーダー看護師から見せられた処方箋控えにあったCさんの名前が残り、Cさんへの処方だと思い込んでしまいました。

2 考えられる解決策

- 本事例は、研修医がオーダーする段階で、「Cさんの処方と同じ処方を、Bさんにもオーダーしてほしい」というリーダー看護師の意図を理解できていなかったということです。リーダー看護師が、Cさんの処方箋を参照資料として使ってほしいと思っていたメンタルモデルを研修医が共有できなかったため、Cさんのオーダーをしてしまったものだと考えられます。
- リーダー看護師は、Bさんに内服してもらうレスタミンの処方がないため、早くレスタミンの処方を依頼したいと考えていました。そのためには、自分の考えを確実に発信しなければ、Cさんの処方箋を渡したことの意味が相手に伝わらないでしょう。TeamSTEPPS® で紹介されている SBAR（→p.141）を使って、伝えることが大切です。
S（状況）：「Bさんの処方がありません」
B（背景）：「Cさんの処方と同じでよいです」
A（評価）：「Cさんも同じ処方が出ています。参考にしてよいと思います」
R（提案・要求）：「Cさんの処方箋を参考にBさんのオーダーをお願いします」
- また、本事例は、時間がなかったことや相手とコミュニケーションをうまく取れなかったことで確認をできなかったことが要因となっています。
- 研修医Aは、リーダー看護師に確認しようと考えたが忙しかったため確認しなかったということですが、患者を間違えて処方してしまうことのリスクを考えれば、確認すべきだったでしょう。しかし、それができなかったのは、チームワークやアサーティブコミュニケーションなど、チームメンバーが気兼ねなく発言できる雰囲気がなかったからかもしれません。考えや疑問を声に出すことのできる環境、組織づくりが重要となると考えます。

③ 本事例でエラーが回避されている場面

リーダー看護師
「A先生、お忙しいところすみません。処方をお願いしたいのですがよろしいでしょうか」

研修医A
「はい、この後に別の業務がありますが、今は大丈夫です」

リーダー看護師
「Bさんにレスタミンの処方をお願いしたいのですが、処方がありません。ただ，処方内容はこのCさんと同じです（Cさんの処方箋控えを見せる）。これと同じ処方をBさんによろしくお願いします」

研修医A
「わかりました。Bさんに、Cさんの処方と同じ内容でレスタミンを処方するのですね」

リーダー看護師
「そうです。Bさんに処方をお願いします」

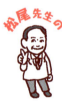

エラー防止のポイント
～SBARで説明を～

　本事例は、Cさんの処方を参考にしてほしいということがうまく伝わっていなかったのでしょう。エラー回避場面の例のように丁寧に説明できればいいのですが、Cさんの処方箋の控えに「これと同じオーダーをBさんに」といったメモ書きをするという工夫も必要でしょう。研修医Aが実際にオーダーするまでに時間があったため、説明された内容を忘れてしまうことも考えられます。SBARのRecommendationだけでもメモすることで防げたでしょう。

参考文献

1) 東京慈恵会医科大学附属病院 看護部・医療安全管理部編著. "3章 主なコミュニケーションツールの考え方と事例". TeamSTEPPS®を活用したヒューマンエラー防止策. 東京, 日本看護協会出版会, 2017, 42-53.
2) 東京慈恵会医科大学附属病院 医療安全管理部編著. "4章 6. 擁護(アドボカシー)と主張(アサーション)". チームステップス〔日本版〕医療安全:チームで取り組むヒューマンエラー対策. 東京, メジカルビュー社, 2012, 101.
3) 2)同書籍. "6章 3. エスバー". 106-7.

異職種間エラー：医師－看護師間のエラー

事例17 準備手順を聞きづらくためらってしまい、間違った手順に

L 受け手が伝達の必要性の意識が低い

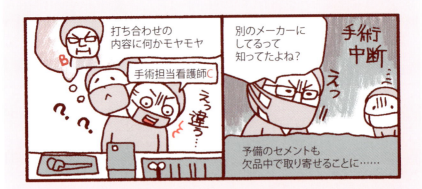

　手術室では多くの医療器具や物品・材料が使用され、術式等によって変更されることもよく起こります。

　患者Aは整形外科入院中の80代の女性で、左大腿骨頸部骨折の診断の下、人工骨頭置換術を行うこととなりました。整形外科の主治医Bは、今回の手術に使用するインプラントを以前に使用していたものから別のメーカーの物品に変更しました。変更によって使用するセメントの準備手順が異なるのですが、主治医Bは手術室の担当看護師もインプラント変更の件は知っているので、準備手順も理解していると思っていました。

　手術室の担当看護師Cは手術直前に主治医Bと必要物品について打ち合わせをした際に、会話に何か噛み合わないような違和感を覚えました。しかし、主治医Bは日頃からミスのない厳しい医師であり、気軽に話しかけられる雰囲気ではなかったので、それ以上の確認をすることがためらわれ、そのまま手術が開始されました。手術中に担当看護師Cは、主治医が望んでいたメーカーのインプラントに使用するセメントは準備手順が異なることに気が付き、急遽必要物品を発注し、到着するまで手術が中断されました。

1 当事者の気持ち

- 患者Aの人工骨頭置換術に用いるインプラントのメーカーを、それまで用いていたメーカーから変更することを整形外科の主治医B（術者）と手術室の担当看護師Cとの間で合意していました。しかし、変更したメーカーのインプラントでは使用するセメントの準備手順が異なることの情報共有ができていませんでした。主治医Bは担当看護師Cが当然理解しているものと思い込んでいました。
- 担当看護師Cは手術直前の準備段階で主治医Bとの会話の中で何となく、いつもと違う違和感がありましたが、主治医に訊き返すことはしませんでした。主治医Bは真面目で自分にも他人にも厳しい態度をとっており、気軽に質問することができず、スタッフからは信頼も厚かったので、主治医Bに任せておけば間違いないと考えていました。
- 実際には、インプラントのメーカーによって使用するセメントを準備する手順が異なり、これを理解できていなかった担当看護師Cは従来のタイプのインプラントに用いるセメントの手順で準備したため、手術を中断せざるを得ませんでした。しかも通常なら準備しておくべき予備のセメントも欠品していたため、結果的に30分の中断を余儀なくされました。

2 考えられる解決策

- 医師に限らず個人のもつ性格により、コミュニケーションに抵抗を感じる事例は存在します。とくに受け手の対応が友好的でなかったり、すぐ反論するタイプであったり、情報の受け取りを露骨に嫌がるような場合は往々にしてコミュニケーションエラーのリスクがあります。このような事例には研修等を通じて、送り手・受け手双方に医療安全の重要性を徹底する必要があります。すなわち、本事例のように看護師が医師との会話を少し躊躇した結果、あるいは医師が看護師に丁寧に解説しなかった結果が、手術中断という大きな影響を与える可能性があることを周知させることが大切です。

③ 本事例でエラーが回避されている場面

看護師C
「今日の手術はインプラントがいつもと違うようですね」

主治医B
「いつもと別のメーカーのインプラントを使ってみようと思ってね」

看護師C
「インプラント以外はいつもと同じでいいのですか」

主治医B
「よくわからないから確認してください」

看護師C
「セメントの準備手順が前のインプラントとは違いますよ」

主治医B
「では、このインプラント用にセメントの準備をお願いします。調べてくれてありがとう」

看護師C
「確認してよかったです」

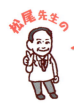

エラー防止のポイント
〜確認や指摘のロールプレイを研修で〜

　疑問に思ったら相手に確認できる風土を形成することが、エラー防止には非常に大切なことです。それには、気軽に話せるような雰囲気の安全文化を醸成させる必要があります。話しかけづらい人だと思われている人は、周りから自分がそう思われていることに意外に気づいていないものです。コミュニケーションに関する研修などを実施し、ロールプレイで「確認してくれてありがとう」と言うことを体験してもらうことが、話しかけやすくなるきっかけとなるものです。

異職種間エラー：医師－看護師間のエラー

内服は難しいと提案したが医師が認めてくれない

M 権威勾配がある

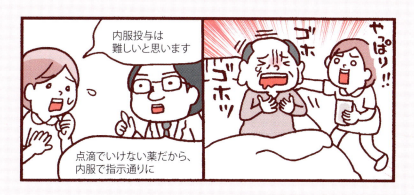

　誤嚥性肺炎の患者（80代男性）。既往に脳梗塞があり、入院時より嚥下障害を認めていました。経口摂取は嚥下チームによるフォローのもと、リハビリしながら徐々に摂取量を増やしている状況でした。不足分の栄養は末梢静脈栄養による管理を行っていました。経過中、呼吸状態の悪化に伴い、経口摂取を中止としました。その際、輸液投与が困難である薬剤があったため、医師は内服薬の継続投与の指示を出しました。

　看護師は、「痰が多く、酸素投与量も5Lまで増量しています。呼吸状態が安定していませんし、もともと嚥下障害もあるため、経口から内服投与は難しいと思います」と伝えましたが、医師より「内服だけなんだから、口から飲ませて。点滴でいけない薬だから、内服で指示通りにいくように」と厳しい口調で言われたため、指示に従いました。その結果、錠剤を気管内に誤嚥し、気管支鏡で除去する処置を行いました。

 当事者の気持ち

- 看護師は、呼吸状態が不安定となっている患者への経口からの内服投与には不安がありました。呼吸器病棟であったため、普段から呼吸状態が不安定な患者に経口投与する場面はありました。しかし、この患者は誤嚥性肺炎での

入院で、嚥下障害がありリハビリを進めているもののまだ訓練段階だったことから、内服は難しいと考えていました。
医師には、内服は難しいと伝えたのですが、厳しい口調で「内服で」と言われ、これ以上言うと、医師との関係が悪化して仕事がしづらくなると思いました。
- 医師は治療のために、投与したい薬がありました。注射薬での代替薬がなかったので、経口での投与を指示しました。看護師から不安だと言われましたが、他の患者でも食事はしていなくても内服している症例があったので、大丈夫だと思いました。

② 考えられる解決策

- 看護師は一度、懸念を声に出し、医師に相談していますが、医師に厳しい口調で言われたことでその指示を受けています。看護師は、与薬に関しては最終実施者になることがほとんどです。不安がある、リスクが高い、安全に関する問題がある、と考えたときは、実施する前にもう一度声に出しましょう。TeamSTEPPS®の中にCUS（→p.145）と2チャレンジルール（→p.144）があります[1]。この場面でCUSはできていると思いますが、その訴えが受け入れられませんでした。2チャレンジルールで人を変えて医師に伝えてみる方法があります。1回だけではなく、2回はがんばって伝えてみてください。
- 医師は内服しかないと考えていますので、この場面で医師と看護師だけでのやりとりだと、医師は自分の考えを押し通そうとする可能性が高いため、他職種の医療従事者の意見を尋ねることを提案するとよいでしょう。例えば、代替できる注射薬の検討を薬剤部に相談し、内服以外での投与経路の検討を促してみましょう。経口投与しかできない薬しかない場合は、耳鼻咽喉科や摂食嚥下障害看護認定看護師、言語療法士などの院内の嚥下評価を行っている専門家を活用し、嚥下評価を行い慎重な判断が必要であることを伝えましょう。

3 本事例でエラーが回避されている場面

看護師
「痰が多く、酸素投与量も5Lまで増量しています。呼吸状態が安定していませんし、もともと嚥下障害もあるため、経口から内服投与は難しいと思います」

医師
「内服だけなんだから、口から飲ませて。点滴でいけない薬だから、内服で指示通りにいくように」

主任看護師
「呼吸状態が安定しない患者に内服させるのは不安です。この患者はもともと誤嚥性肺炎で入院してきている嚥下障害のある患者です。他に代わる薬剤がないか薬剤部に調べてもらってもいいですか？ 先生の経口投与したい気持ちも十分わかるので、嚥下評価を専門家に一度してもらいます。経口できるか評価してからの指示受けでもいいですか？」

医師
「主任さんがそこまで言うならわかったよ。一度、薬剤部に聞いてみるよ。では嚥下評価をよろしくね」

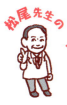

エラー防止のポイント
～他者の指摘を受容できる安全文化に～

　権威勾配があって、言いづらい医療従事者がいる場合、エラーが回避されている場面のような理想的な展開には実際にはならないかもしれません。その医療従事者の医療安全に対する意識に問題があるからです。たとえ自分が正しいと思っていても、それは思い込みである可能性もあり、患者の安全のため、他者の指摘や確認を受容しないといけないという意識をもってもらうことが必要です。その意識を変えてもらうには、組織の安全文化が醸成されなくてはなりません。

参考文献

1) 国立保健医療科学院. ポケットガイド チームSTEPPS2.0：医療安全と質の向上をチームトレーニングから エビデンスに基づいたチーム医療2.0. 2015, 3, 18-9.
2) WHO患者安全カリキュラムガイド 多職種版. 大滝純司. 相馬孝博監. 東京医科大学医学教育学・医療安全管理学. 2012, 9, 138.

異職種間エラー：医師－看護師間のエラー

事例 19　術野の針を確認してほしいと言ったけど、してくれない医師

M 権威勾配がある

L 受け手が伝達の必要性の意識が低い

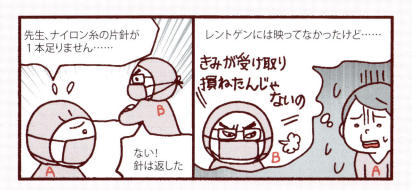

　看護師Ａは、開胸手術の機械出し介助を行っていました。閉胸前の準備のため、医師Ｂに止血目的の 6-0 両針ナイロン糸を渡す介助をしながら、ガーゼと機械のカウントをしていました。外回り看護師Ｃと使用した針を確認したところ、6-0 ナイロン糸の片針が一本足りないことに気づきました。医師Ｂに報告をすると「ない！　針は返した」と返答されました。外回り看護師Ｃを含む手術室スタッフ５名ほどで手術室内の床やごみ箱を捜索しましたが見つけることができませんでした。医師Ｂにも術野での針の捜索の協力を依頼しましたが、「針は術野にはない。どうせレントゲンとるから閉胸する！」と言われました。

　看護師Ａは、開胸のままでのレントゲン撮影を依頼しましたが、「絶対に返した。君が受け取り損ねてなくしたのではないか」と言われ、それ以上、依頼することができませんでした。閉胸後に撮影したレントゲンでは術野に針は映っていませんでした。

① 当事者の気持ち

- 看護師Ａは、針が一本足りないことに対して、医師Ｂに２回報告をしましたが、医師Ｂから強い口調で「針は返した」「君が受け取り損ねたのではないか」

と言われたために、「もしかしたら自分が受け取り損ねたかもしれない」とも思ってしまいました。そのため、それ以上依頼することができなくなりました。
- 医師Bは止血の最中であり、手術の進行を止められることに対して不満に感じていました。また使用した針は、看護師Aに返却したと思い込んでいるため、術野を探す行動をとることをしませんでした。

② 考えられる解決策

- この事例は、受け手である医師Bが、看護師Aからの確認を求められることの重要性の認識が低かったために発生したエラーです。
- 医療チームの中でのコミュニケーションに大きく影響を与えるのは組織文化です。今回の事例のように、受け手が医師であり、権威が高いと萎縮や抵抗感が強くなりコミュニケーションが取れなくなってしまいます。
- 安全な医療を行うためには、医療現場におけるノンテクニカルスキルの重要性や必要性を再認識するためのTeamSTEPPS®などの研修を実施することが効果的です。
- 基本的な安全上の問題を発見したときに「行為を中断する」ことのできる2チャレンジルール(→p.144)や、危険性を察知し、2チャレンジルールで提案しても受け入れられないときに行うCUS(→p.145)などのツールの活用など「相手を尊重しながら提案する」というアサーティブコミュニケーションが重要になります。

③ 本事例でエラーが回避されている場面

〜カウント場面〜

看護師A

「B先生、6-0ナイロン糸の片針が一本足りません。術野に残っていないか確認をお願いします」

医師B
「6-0の針なら、返しましたよ。術野には残っていません」

看護師A
「(看護師) Cさんといっしょにみんなでごみ箱や床も探しましたが、針は見当たりません。もう一度、術野に針が残っていないか探していただけませんか」

医師B
「返しましたよ。Aさんが受け取り損ねたんじゃないの。術野にはないよ。それに閉胸後にレントゲンを撮るから」

看護師A
「もしかしたら私が受け取り損ねたかもしれません。でも万が一術野に残っているかもしれません。心配なんです。もう一度、術野を探していただけませんか」

医師B
「わかりました。患者の体内に針が遺残すれば大変です。術野を探してみます。術野にない場合は、開胸した状態で一度レントゲン撮影をしましょう」

看護師A
「ありがとうございます。お願いします」

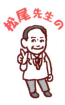

エラー防止のポイント
～CUS、2チャレンジルールで～

　かたくなに確認を拒む医師、これは医療安全の観点からいうと、イエローカードものです。自尊心が高すぎるのか、自分自身に自信がないかだと思います。この場合はCUSや2チャレンジルールを活用することになるでしょう。ただ、その活用ができるのには、組織の風土として、安全のために確認は重要だという認識、そして仮に間違いがあったとしても、当事者を責めるわけではないという認識が必要です。患者の安全を守ることが最優先だということです。

参考文献

1) 東京慈恵会医科大学附属病院 看護部・医療安全管理部編著. "3章 主なコミュニケーションツールの考え方と事例". TeamSTEPPS®を活用したヒューマンエラー防止策. 東京, 日本看護協会出版会, 2017, 42-53.
2) 東京慈恵会医科大学附属病院 医療安全管理部編著. "5章 3. 2チャレンジルール". チームステップス〔日本版〕医療安全：チームで取り組むヒューマンエラー対策. 東京, メジカルビュー社, 2012, 96-7.
3) 2)同書籍. "5章 4. CUS (カス)". 98-9.

異職種間エラー：医師−薬剤師間のエラー

事例20　5倍散の意味を研修医が誤解し、過量投与

D 知識不足等で意味が理解できない（送り手・受け手）

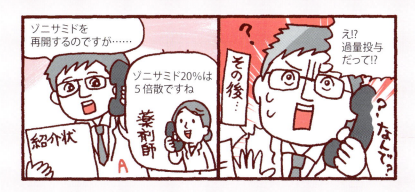

　髄膜炎、脳幹出血、脳梗塞後で知的障害があり発語がない患者（40代男性）が救急外来より入院されてきました。既往に症候性てんかんがありましたが、抗てんかん薬は中断されていました。入院時にけいれん発作が出現したため、研修医Aが抗てんかん薬ゾニサミドの使用を再開しました。

　開業医の紹介状によると使用量は200mg／日でしたが、病棟薬剤師Bの「ゾニサミド20％は5倍散ですね」という言葉を5倍量と捉え、製剤量1,000mg／日で処方しました。薬剤部からの過量投与の指摘を受けて、処方変更が行われました。

 当事者の気持ち

- 研修医Aは、開業医からの紹介状を参照し、「エクセグラン®（ゾニサミド）錠100mg　2錠　1日2回朝夕食後」という処方内容は確認していました。その上で、病棟薬剤師Bに問い合わせて用量を確認し、用法に間違いないと考え処方しました。「5倍散」という慣用表現が明確にわからず、5倍の製剤としての重量（製剤量）を処方するものだと思い込んでいました。
- 病棟薬剤師Bは、g表示は製剤量　mg表示は原薬量という病院の慣習があり

研修医も当然その慣習を知っていると考えていました。
- 病棟薬剤師Bは、ゾニサミド1,000mg表示は、原薬量としてはやや多いと考えましたが、疑義照会をしませんでした。数日後、開業医の処方が原薬量で200mgであることに気づき、研修医Aに報告しました。

② 考えられる解決策

- 病棟薬剤師Bが研修医Aに対して、「当院では散薬の処方の場合、g表示は製剤量、mg表示は原薬量で記載する慣習になっている」ことを口頭で説明すれば過投薬は防げたと考えます。
- 医師は学生時代に処方記載の教育機会が少ないため、初期研修医の段階で教育を徹底する必要があります。手書きの処方箋では、数字の提示のあとに「（原薬量）」と記載することが行われ、誤投薬は回避が可能です。当院の電子カルテシステムにおける散薬処方では、g表示は製剤量、mg表示は原薬量というコメントは付記されておらず、今後はシステムの改変が必要であると考えます。

③ 本事例でエラーが回避されている場面

研修医A
「1日の使用量は200mgならば、ゾニサミド20％で処方したらいいのでしょうか？」

病棟薬剤師B
「ゾニサミド20％は5倍散ですね」

研修医A
「5倍散って、1,000mgということでしょうか？」

病棟薬剤師B
「いえ、1,000mgと記載すると、原薬量が1,000mgを意味し、多すぎます。散薬の処方をmgで記載した場合、当院では原薬量が習慣になっていますので」

> 研修医A

「では、どう処方すればいいのですか？」

> 病棟薬剤師B

「1gと処方してください。g表示は製剤量となりますから、そうすると、原薬量では20％の200mgとなります。当院では散薬の処方の場合、g表示は製剤量、mg表示は原薬量で記載する慣習になっているので注意してください」

> 研修医A

「なるほど、わかりました」

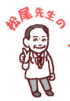

エラー防止のポイント
～付加情報で補完を～

　製剤量と原薬量のg表記とmg表記の使い分けは、そのルールを知らないと誤解してしまいます。そのため、「製剤量」や「原薬量」と付記することが大切です。表記のルールは、慣習となっているため撤廃への抵抗は大きいかもしれませんが、説明がないとわからない表記はやめるべきで、誰がみても誤解を生じない表記にすることが、医療安全のためには重要です。

異職種間エラー：看護師-薬剤師間のエラー

事例21 薬剤情報提供書だけでは服薬の変更が患者に伝わらなかった

D 知識不足等で意味が理解できない（送り手・受け手）

J 送り手が伝達の必要性の意識が低い

K 行動を起こす時間がとれなかった

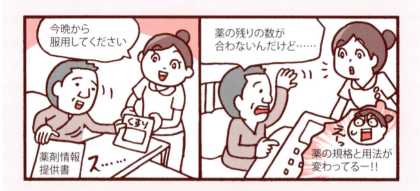

　「セロクラール錠®10mg 3錠 分3」の内服治療を受けている患者が、ある日の午後、入院してきました。当院には10mgの規格は採用していなかったため、医師は、薬剤師と相談の上、採用規格である20mgで、「セロクラール錠®20mg 2錠 分2」の指示を出しました。それを受けて薬剤師は、薬を調剤監査しましたが、業務時間外になったため、病棟へ赴いて直接患者や看護師に薬の説明をすることはしませんでした。

　薬は夜間に病棟に届き、看護師は「今晩から服用してください」と患者に言って薬剤情報提供書とともに薬を渡しました。

　数日後、患者から「薬の残薬が合わないようだ」と看護師へ訴えがあり、一緒に薬剤情報提供書を見て確認し、「セロクラール錠®20mg 2錠 分2」で処方されていたことを知りました。患者は「今まで家では朝・昼・夕と3回内服していたから、入院してからも同じように飲んでいた」と言い、入院後、薬の規格や用法が変わったことには気づいていませんでした。

① 当事者の気持ち

- 薬剤師は、本来であれば病棟の患者の元へ行き「服薬指導」を行い、その場で

これまでと規格と用法が異なっていることを伝えるべきですが、業務時間外になってしまったために、それをしませんでした。また、変更については、看護師がカルテの指示内容と薬剤情報提供書を見て、気づくだろうと思っていました。
- 看護師は、薬の規格が外来のときとは異なっていることは知りませんでした。患者はこれまで自分で薬を管理して飲んでいたのだから、入院中も自己管理で服用できるだろうと考えました。また、薬剤情報提供書に用法用量や副作用などについて書いてあるので、患者はそれを見ればわかるだろうと思いました。
- 患者は、看護師が特に説明をしなかったので、「今まで通りなのだろう」と思ったはずです。

② 考えられる解決策

- 薬剤師は、直接説明を行うことができない場合、変更となった点を視覚的に伝わるように情報提供を行うことが望ましいでしょう。とくに、外来での処方内容から、変更に伴い起こり得るリスクが予測できたはずです。また、処方当日は業務時間外となってしまっていても、翌日など、できるだけ早い段階で患者への服薬指導を実施することで、間違いに早く気づくことができたはずです。
- 看護師は、患者に与薬する際はオーダー内容と薬剤情報提供書の内容を照らし合わせて、患者に与薬すべきであり、たとえ患者に理解力があり、これまでも薬の服用を自己管理していた場合でも、用法用量は必ず伝える必要があります。

③ 本事例でエラーが回避されている場面

薬剤師

「外来のときに飲んでいた薬の規格が、当院の薬と異なり倍量ですので、用法が1日3回から2回になっています。用紙に書いておきましたので、患者さんに説明をしてくださいね。患者さんに説明するときは、このように様式を定めたメモ

用紙を用いると、手間も省けてわかりやすくなりますよ」(メモ用紙参照)。

看護師
「わかりました」

そして……

看護師
(カルテと薬剤情報提供書を確認)「今晩から服用する薬です。薬剤情報提供書に飲み方が書いてありますので、一緒に見ましょう。この薬は、今まで飲んでいた薬より含有量が多いので、1日2回、朝と夕だけの服用に変わりましたね」

患者
「わかりました」

服薬変更（必ず確認）	○年○月○日
変更内容 □薬の種類　□飲む量　☑飲む時間	
変更前 1日3回（朝、昼、夕）	
変更後 **1日2回（朝、夕）**	
変更理由 1錠分の薬の量が増えたから	

メモ用紙

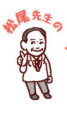

エラー防止のポイント
～メモを用い変更を明示～

人は、積極的にマニュアルや説明書は読まないものです。薬剤情報提供書に新しい用法だけ書いてあっても、患者さんには用法が変更になったとはわからなかったでしょう。一方で、薬剤師は飲み方の変更を伝えるのが行動コストになるため、伝えなかったのでしょう。ましてや、服薬指導はさらに行動コストが高くなります。送り手・受け手にとって行動コストを低くする工夫が必要でしょう。例えば、「飲み方変更あり」といった付箋をつけるだけでも気づいてもらえるでしょう。

異職種間エラー：看護師−薬剤師間のエラー

事例 22 「わかりました」と答えたが、お互い相手が与薬してくれると思った

E 状況説明不十分（送り手） 　　F 状況を勝手に思い込み（受け手）

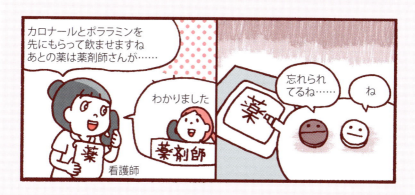

　薬剤師は、化学療法が開始される患者の薬（カロナール®、ポララミン®、プレドニゾロン®、バクトラミン®）をもって病棟へ行きましたが、他の業務が入ったために病棟の配薬カートの上に薬を置いたまま一旦病棟を離れました。

　化学療法の開始時間になり、前投薬を内服させる必要があったため、看護師は薬剤師に電話し、「前投薬を飲ませる時間です。患者の薬はどこですか？」と聞きました。薬剤師は、「配薬カートの上に薬があるので、そこから薬を取ってください」と看護師に依頼しました。看護師は「カロナール®とポララミン®を先にもらって飲ませますね」と言い、薬剤師は「わかりました」と答えました。看護師は、カロナール®とポララミン®のみ抜き取り患者に飲ませました。

　結果、残りの薬は配薬カートの上に置き去りにされ、その日化学療法中に服用させるべきだったプレドニゾロン®とバクトラミン®が内服できていませんでした。

1　当事者の気持ち

・看護師は、薬剤師が「そこから取って」という表現をしたので、前投薬以外の

残りの薬はその場に残しておけば薬剤師が戻ってきて改めて配薬ケースにセットするのだと思っていました。もとは薬剤師が自分で置いていった薬なので、そのまま放置することはないと思っていました。
- 一方、薬剤師は看護師が「〜先にもらって飲ませますね」と言ったことで「後の薬は看護師が処理してくれるだろう」と思い込みました。もともとこの病院では処方された内服薬は、薬剤師が配薬カートにセットしていましたが、時間帯によっては看護師がセットする場合もありました。すでに投与開始になったことで、「後は看護師で」と思い、"了解した"との意味で「わかりました」と答えました。

② 考えられる解決策

- 薬剤師が看護師に何も伝えず、またメモなども残さずに、薬を置いていったのは、「後からやる」と思っていたからでしょう。だからこそ、看護師もそのまま置いておいたはずです。いずれにしても、薬剤師は薬を置いていく際、その後戻ってきて対処するかどうかがわかるように、言葉で伝えるなり、メモを残すなりしておくと、確実に伝わります。そして、今回のように状況が変わった際には、改めて看護師にその後の対処を話すべきです。
- 看護師は、残りの薬をどうするのか、薬剤師に確認すべきでした。「薬剤師がセットするもの」と思っていたとしても、その確認をし、責任の所在を明確にする必要があります。

③ 本事例でエラーが回避されている場面

看護師
「カロナール®とポララミン®は先にもらって飲ませますね」

薬剤師
「わかりました。残りの薬も、看護師さんがセットをお願いします」

あるいは

看護師
「カロナール®とポララミン®は先にもらって飲ませますね」

薬剤師
「わかりました」

看護師
「後の薬はカートに置いておきますので、セットをお願いします」

薬剤師
(看護師の言葉を受けて)「残りの薬は、自分が後からセットしますので、カートの上に置いておいてください」

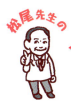

エラー防止のポイント
～何がわかったのかの確認を～

　「わかりました」や「はい」という返事だけでは何がわかったのかが伝わりません。言ったほうも言われたほうも自分なりの解釈で了解しているだけで、その解釈が一致していないことがあるのです。そのため、「わかった」と言うときには、何がわかったのかを明示的に伝える必要があります。また、「わかった」と言われたときには、何がわかったのかを確認する必要があります。

異職種間エラー：看護師−クラーク間のエラー

事例 23

検査予定の2人の患者の名前を思い込みで聞き間違い

B 聞き間違い（受け手）

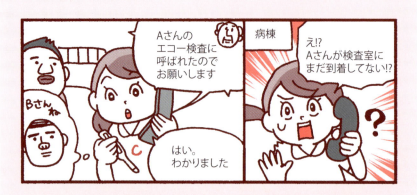

　消化器外科病棟、日勤帯PNS®（パートナーシップ・ナーシング・システム）にて10人の患者を受け持っていました。この日の受け持ち患者には、心エコー検査を受ける患者A（80代男性）と腹部エコーを受ける患者B（70代男性）がいました。担当看護師Cは、10時頃、患者A、Bではない患者の検温を行っていました。ペアの看護師Dは、手術患者の出棟のため不在でした。病棟クラークより担当看護師CのPHSに、「Aさん（苗字のみ）がエコー検査に呼ばれたのでお願いします」と連絡がありました。腹部エコーを受ける患者Bは朝食をとらずに検査を待っていたこともあり、担当看護師Cは患者Bの名前と聞き間違え、患者Bにエコー検査に行くよう伝えてしまいました。

　その後、エコー検査室より、呼んでいる患者Aが到着していないと病棟に連絡があり、患者Bに伝えてしまっていたことが判明しました。

1 当事者の気持ち

- 担当看護師Cは、受け持ち患者A、Bにエコー検査があることを把握していました。患者Bは腹部エコーを受けるため、朝食をとらずに検査を待っていました。午前中にエコーに呼ばれるだろうと予測していたことから、患者Aよ

りも患者Bのほうが先に呼ばれると思い込んでいました。

2 考えられる解決策

- 病棟クラークは、エコーを受ける患者の名前をフルネームで伝えるべきでしょう。患者の間違いを防止する基本だといえます。さらに、どのようなエコーなのか(心エコーなのか腹部エコーなのか)も伝えればリスクは下がります。
- 担当看護師Cは、PHSで連絡を受けた際に、メモを取り、患者名と検査名を復唱していたら、クラークが間違いに気づくかもしれません。口頭による伝達の場面では、メモを取り復唱することが解決策といえます。
- 担当看護師Cは受け持ち患者のうち2人にエコー検査があることを把握していたものの、それぞれの患者がどのような目的で検査を受けるのかという情報収集とアセスメントが欠如していたと考えられます。それぞれの検査の目的を把握していたら、回避できたかもしれません。

3 本事例でエラーが回避されている場面

病棟クラーク
「Aさん(フルネーム)、心エコー検査に呼ばれたのでお願いします」

担当看護師C
(メモを取る)「心エコー検査にAさん(フルネーム)ですね」

病棟クラーク
「はい、Aさん(フルネーム)です」

担当看護師C
「わかりました」

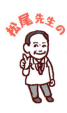

エラー防止のポイント
〜フルネームで復唱を〜

　人間の知覚は、物理的刺激だけで知覚するものではなく、そのときの構えや知識から予期的に知覚します。そのため、Bさんが検査を待っていたので、「Bさん」と聞こえた可能性がありますし、その聞き間違いを防ぐのは難しいでしょう。そのため、復唱して確認することは大事なことです。また、検査目的の情報も予期的知覚に影響しますので、その情報を付加することは逆に防止に役立つでしょう。いずれにしても、注意して聞くといった対策は無意味なことですので、具体的にどのような行為を行うべきかの対策の検討が重要です。

異職種間エラー：複数職種間のエラー

事例 24 退院延期が施設や家族に知らされてなかった

E 状況説明不十分（送り手）

J 送り手が伝達の必要性の意識が低い

N 立場が違うから

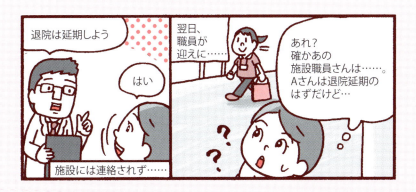

　当院では、施設入所中の方の退院調整は、入退院支援看護師が行っています。退院が延期になると、病棟看護師が入退院支援看護師に延期の理由を説明し、入退院支援看護師から施設に連絡をとるしくみとなっています。
　イレウス術後の患者（90代女性）は、退院可能となり入退院支援看護師が家族や施設と調整を図り退院日が決定しました。しかし、患者は退院予定日の3日前に発熱し、誤嚥性肺炎にて退院延期と医師が判断し、リーダー看護師に退院延期の件が伝えられました。
　受け持ち看護師は、当初の退院予定日の前日に、施設職員が退院時に患者が着用する衣服を届けてくれているところを見かけましたが、そのときは施設職員とやりとりはしませんでした。当初の退院予定日に施設職員が迎えに来たことで、退院延期の連絡が施設や家族に伝えられていないことに気が付きました。

1 当事者の気持ち

- 主治医は、リーダー看護師が入退院支援看護師に連絡をしてくれるだろうと思いました。

- リーダー看護師は、医師が病状変化について家族に連絡を取り説明をするだろうと思いました。そして、病状説明を受けた家族が退院延期になったことを施設に伝えるのだろうと思っていました。
- 受け持ち看護師は、当初の退院予定日の前日に、施設職員が退院時に患者さんが着用する衣服を届けに来たところを見かけましたが、変更になった予定日は伝えてあると思っていました。また、外部の人だったため、声かけも躊躇されました。

②　考えられる解決策

- 本事例において伝達がなされなかったという原因は、人間の社会心理的特性の「誰かがやってくれるだろうという依存」と認知的特性である「都合よく解釈する」が原因としてあげられます。
- 医師もリーダー看護師も、誰かがやってくれているだろうと思い、そのことに対して確認を行っていないため起こっています。
- リーダー看護師は医師とコミュニケーションを図り、誰が施設に連絡を取るのか、家族にはどのように説明を行うのかなど、担当を決めておく必要がありました。
- 退院予定日前日に施設職員が来棟されたとき、衣服だけは予定通り事前に届けておこうと施設職員が思っていたのだろうと、受け持ち看護師は都合よく解釈をしたため、声かけをしなかったのでしょう。しかし、このとき施設職員に声をかけ、確認すべきでした。

③　本事例でエラーが回避されている場面

～退院予定日の3日前～

医師
「誤嚥性肺炎にて退院延期します。これから家族に病状説明を行います」

リーダー看護師
「入退院支援看護師に連絡をし、施設に退院延期の理由を伝えてもらいます」

「家族には、『医師から説明すると施設職員に伝えてください』と言います」
医師
「わかりました」

エラー防止のポイント
～変更のとき伝達の役割を明確に～

　複数の人が関わると、誰かがやってくれるだろうと思い、結局誰もやらなかったということが生じてしまいます。新たな事象（退院が決定したとき）の発生時には、連絡をしないといけないという意識があるのですが、変更が生じたときは、変更を決定した人が連絡するのか、最初に事象が生じたときに連絡した人が行うのかが、あいまいになってしまうことが多いようです。変更になったときこそ、明確に誰が誰に連絡するのかを確認することが重要です。

異職種間エラー：複数職種間のエラー

事例25 緊急時に電話で薬の依頼をしたが、別の薬を受け取り、処置

K 行動を起こす時間がとれなかった 　　C 伝え方が不十分（送り手）

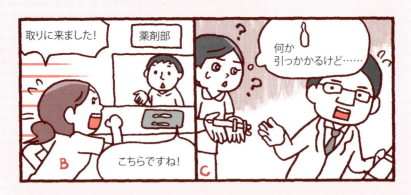

　病棟でショックの対応中、アドレナリン注射薬が足りなくなったため、看護師Aが電話で薬剤部に連絡して、不足分の補充を依頼しました。薬剤部から「処方されているので準備ができている」との返答があったため、受け取りを看護師Bに依頼しました。看護師Bは処方箋をもたないまま、薬剤部に向かいました。看護師Aが薬剤部に連絡する前に、この患者の救命処置にあたっていた救急部医師が、患者をICUに移動させたのちに使用する目的で、ノルアドレナリンを電子カルテ上でオーダーしていました。ただし、このとき使用場所は入力しませんでした。

　薬剤部の担当薬剤師は、看護師Bにアドレナリンではなく ICU で用いるはずのノルアドレナリンを渡しました。看護師Bは、渡された薬剤がアンプル製剤であり、通常シリンジ製剤であるアドレナリンでないことに疑問を抱きつつ、病棟に戻り、注射準備を担当する看護師Cに渡しました。看護師Cもアンプルであることに疑念を抱きましたが、アドレナリンにもアンプル製剤があることを思い出し、ノルアドレナリンを注射器に吸って医師に渡しました。医師はノルアドレナリンをアドレナリンと思い込み、患者に投与しました。

1　当事者の気持ち

- 看護師Aは、薬剤師から準備ができていると言われたため、その処方の薬品名を確認しませんでしたし、処方箋も渡さずに看護師Bに薬剤の受け取りを依頼してしまいました。
- 看護師Bは、看護師Aが電話で薬剤部に電話連絡をしていたので、明確に薬品名を確認することなく薬剤部に取りに行きました。また、渡されたものがアドレナリンではないことに疑念を抱いていましたが、薬剤師に確認をしませんでした。
- 薬剤師は、病棟の看護師Aからの電話があった時点では、医師からノルアドレナリンのオーダーが出ており、ICUで使用するという記載がなかったため、看護師からの電話はノルアドレナリンの件だと思い、「処方されているので準備ができている」と返答しました。
看護師Bが取りに来たとき、薬剤追加の処方箋がありませんでしたが、緊急時なので病棟からの口頭での払い出しに応じました。
その際、直前に電子カルテ上で処方されていた薬剤（ノルアドレナリン）を受け取りに来たと思い込んでいました。
- 看護師Cは、薬品名を確認せず、注射器に吸って準備しました。その際に注射薬名をシリンジに記載することはしませんでした。

2　考えられる解決策

- さまざまな要因が複合した結果、誤投与が起きた事例ですが、最もクリティカルな状況は薬剤部における看護師Bと薬剤師とのやり取りと考えられます。
- 薬剤部では、病棟で急変が起きたことは想像されるものの、患者の急変の詳細は当然伝わっておらず、病棟にて緊急に必要な薬剤がアドレナリンであるという認識はありませんでした。したがって、電子カルテ上処方されたノルアドレナリンをICUでなく当該病棟に払い出したのです。
- 一方、看護師Bは搬送するべき薬剤名の書かれた処方箋をもたずに薬剤部を訪れており、また受け取る際にも薬剤師に薬品名を確認していませんでした。

看護師Bは、病棟で今必要とされている薬剤がアドレナリンであることは漠然と理解していたものの、渡された薬剤がアドレナリンでないことに疑念を抱きつつ、薬剤を薬剤師から受け取っています。手渡されたものがアドレナリンでないかもしれないという疑問点を薬剤師に問いかけていません。

- このようなことが起こらないよう、緊急時であっても、看護師B、薬剤師ともに、薬剤名の書かれた伝票と受け取り時の薬品名の確認を行う必要があります。緊急で処方箋がなかったのであれば、なおさら、少なくとも相互に薬品名の確認が必要でしょう。

③ 本事例でエラーが回避されている場面

看護師B

「病棟から電話で依頼しましたが、準備されているとの報告がありましたので、アドレナリンを10筒取りに来ました」

薬剤師

「電子カルテ上、医師からオーダーがあったのはノルアドレナリンです。病棟で必要なのはアドレナリンのシリンジですか？ 今用意します。払い出しますが、あとで必ずアドレナリン払い出しの伝票を届けてください」

エラー防止のポイント
〜日頃からの確認徹底が緊急時にも活きる〜

インシデントや事故は、偶然の要因が重なって生じるものです。本事例でも、直前にノルアドレナリンがオーダーされていたり、使用場所の記載がなかったりしたことが、このような事態を招いたわけです。緊急時というのは、患者の容態が危険な事態にあるわけですから、このときの間違いが命取りになりかねません。緊急時だからこそ、しっかりと確認を行うことが大切です。そのためには、日頃から、薬剤の受け取り時には必ず薬剤を確認する習慣をつけておかないといけません。

院内外および訪問看護師間のエラー

事例 26 指定された時間に連絡したが医師はもう帰っていた

G メンタルモデルが伝わっていない（送り手）

H メンタルモデルが理解できていない（受け手）

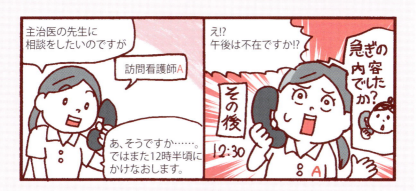

　訪問看護師Aが担当している利用者を訪問したところ、体調がこれまでと異なっていたため、少なくともその日の内に主治医である病院の医師に相談が必要だと考えました。ちょうど主治医の外来担当日だったため、病院に電話をし、外来看護師Bに、「訪問看護利用者の件で、主治医に相談をしたいのですが」と伝えました。外来看護師Bからは「12時半頃に外来が終わるので、その頃にもう一度電話をしてください」と言われました。

　訪問看護師Aは、その時間に再度電話をしましたが、外来看護師Bから「今日は午後に外部の仕事があったようで、もう外来診療が終わってしまいました。呼び出しましたが、もう院内にいないようです。急ぎの内容でしたか？」と言われてしまいました。

1 当事者の気持ち

- 訪問看護師Aは、利用者の体調をアセスメントし、その日の内に対応できればよい状態だと判断しました。そのため、昼過ぎに主治医に相談できればよいと考え、外来看護師Bに言われた時間に再度電話をすることにしました。その時間に医師が不在になると思わなかったため、外来看護師に相談内容を伝える必要はないと考えていました。午後は病院にいないということを知っ

ていたら、早めに電話をしたり、相談内容を外来看護師に伝えて指示を確認してもらったりする方法も取れたのに、と思ったでしょう。
- 外来看護師Bは、緊急でないのであれば外来が終わる頃に相談してもらうほうが、主治医の外来がスムーズに進み、訪問看護師も相談しやすいのではないかと考えていたと思います。また、電話を受けたときには、午後に主治医が出かけてしまうことを知らなかったのかもしれません。そのため、外来終了時刻に再度電話をしてもらうように伝えました。しかし、再度電話がかかってきたときには主治医が不在であったため、訪問看護師に申し訳ないと思う反面、急ぎの内容であるならそう言ってくれればつないだのに、とも思ったかもしれません。

② 考えられる解決策

- 訪問看護師Aが、最初の電話の際に、「今日のうちに主治医と連絡を取りたい」ということを伝えていれば、外来看護師Bは主治医と確実に連絡を取ることのできる時間を確認し、午後は不在であることがわかったのではないでしょうか。また、外来看護師Bが、訪問看護師が外来時間に電話をかけてくるということは、このタイミングで連絡を取りたいと思っているのだろうということに思い及べば、いつまでに相談したいのかを確認することができたと思います。
- 訪問看護師Aは、SBAR（→p.141）を意識した伝達が必要だったでしょう。本事例の場合、R（提案・要求）「主治医と連絡がとりたい」しか伝わっていません。少なくともS（状況）「患者の体調の変化」とA（評価）「今日中に主治医の指示が必要」を伝えれば、外来看護師も対応できたでしょう。

③ 本事例でエラーが回避されている場面

訪問看護師A
「利用者の体調が変化しているので、今日中に主治医と連絡を取りたいのですが」
外来看護師B
「お急ぎですか」

訪問看護師A
「今すぐでなくてもよいのですが、今日中には連絡を取りたいのです」

外来看護師B
「では、医師に予定を確認し、電話が可能な時間をお伝えします」

エラー防止のポイント
～緊急性をSBARで～

　電話でのやりとりでは、あまり長く話せないため、必要最小限のことしか伝えないで終わってしまうことがあります。そのため、緊急性や重要性が伝わらないことがあります。自分の中だけでわかっていても意味がなく、SBARを意識して、状況や背景もしっかり伝える必要があります。そうすることで、メンタルモデルが共有できるようになります。

院内外および訪問看護師間のエラー

事例 27 「内服管理」の捉え方が看護師間で違った

H メンタルモデルが理解できていない（受け手）

C 伝え方が不十分（送り手）

G メンタルモデルが伝わっていない（送り手）

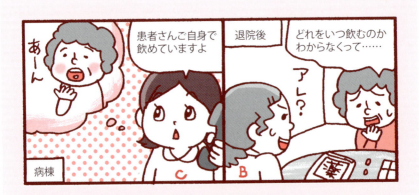

　高齢で独り暮らしのAさんは退院後、訪問看護を利用することになっています。退院日の前日に、訪問看護師Bから病棟に「独り暮らしの方ですが、内服の管理はどうされていますか」と内服状況について問い合わせがありました。病棟看護師Cは、毎食前に配っている定時薬をAさんは忘れずに飲んでおり、嚥下機能にも問題がない状況を思い起こして、「お薬は患者さんご自身で飲めていますよ」と返事をしました。それを聞いた訪問看護師Bは、退院直後に訪問しなくても内服はできるだろうと判断し、退院3日後に患者の自宅を訪問することにしました。

　訪問すると、退院時に処方された薬は、異なる薬袋に入っており、残数もバラバラでした。Aさんは「どれをいつ飲むのかよくわからなくて、大体で飲んだよ」と話していました。

1 当事者の気持ち

- 訪問看護師Bは、独居で高齢であるAさんが、退院後に自分1人で、処方された通りに薬を薬袋から出して飲むことができるかどうかを心配し、「内服の

管理」という表現で病棟に問い合わせました。しかし、訪問看護師Bは、病棟ではどのように内服薬の管理をしているのかを把握しておらず、入院中に患者が内服薬を自分の手元で管理しているのかどうかも確認しないまま、「内服の管理」という言葉を使ったため、どのような情報を必要としているのか病棟看護師Cには伝わりませんでした。そして、病棟看護師Cの「ご自身で飲めている」という言葉から、Aさんは薬袋から飲むべき薬を正しく取り出し、服用できていると考えました。

- 一方、病棟看護師Cは、「内服の管理」という言葉を聞き、病棟でのAさんの内服状況を思い起こして、その過程では問題がないと考えて返事をしました。しかし、看護師によって用意された薬を服用するという入院中のAさんの行為は、内服薬を適切に飲むために必要な行動のごく一部です。退院後の生活で何が変わるのかということに思い及ばなかったため、具体的にAさんがどのように服用しているのかを伝えることはしませんでした。

② 考えられる解決策

- 訪問看護師Bは、まず退院後にAさんが適切に内服できるかどうかを心配しているということを病棟看護師に伝え、退院後に必要なことを具体的に挙げて、それらが入院中にはどのような状況であるかを問い合わせる必要があります。
- 病棟看護師Cが、入院中と退院後ではAさんの生活状況が異なるのだということを意識できていれば、伝える情報も異なっていたでしょう。入院中の状況を訪問看護師がイメージできるような情報を伝えたり、訪問看護師が必要としている情報を引き出したりすることで、お互いに必要な情報を理解することができると思います。

③ 本事例でエラーが回避されている場面

訪問看護師B

「Aさんは独り暮らしなので、退院後は自分で薬を出したり飲んだりすることになりますが、入院中もAさん自身で内服薬を出して飲んでいるのでしょうか」

病棟看護師C
「病棟では食前に看護師が患者さんに薬を配っているのですが、Aさんは食後にうかがうと飲み終わっていることがほとんどです。退院後はどのようなことが必要でしょうか」

訪問看護師B
「袋から飲むべき薬を正しく取り出すことはできそうですか？」

病棟看護師C
「ご自分では難しいかもしれません」

訪問看護師B
「では、退院後早い時期に訪問し、服用のしかたについて確認します」

松尾先生の エラー防止のポイント
～具体的な行動で言及を～

　「内服管理」は、一言で言える都合のよい言葉ですが、逆にどこまでを含むかの解釈が異なってしまい、メンタルモデルがうまく共有できません。「自分で服薬する薬を選べる」、「介助なしに服薬できる」といったように、具体的に患者がどのような行為ができるかを確認する必要があります。抽象的な用語ではなく、具体的な行為で確認をすることが必要です。チェックシートを使うといった工夫もあるとよいでしょう。

院内外および訪問看護師間のエラー

事例 29 訪問先のシーツの場所を引き継いでいなかった

I 伝達の必要性の判断ができない

N 立場が違うから

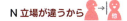

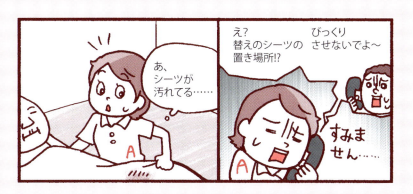

　訪問看護師Aは、日中は家族が不在で、排泄ケアを必要とする利用者のお宅へ新たに訪問をすることになりました。それまで訪問していた訪問看護師Bと同行訪問し、普段のケアの方法や使用する物品の場所などを引き継ぎました。

　訪問看護師Aが初めて1人で訪問した際、ベッドのシーツが汚れており、交換が必要な状況でした。しかし、訪問看護師Aはシーツの置き場所を知りませんでした。その日、訪問看護師Bは出勤しておらず、他に置き場所を知っている看護師もいなかったため、訪問看護師Aは仕事に出ている利用者の家族に、電話で問い合わせることになってしまいました。

1 当事者の気持ち

- 訪問看護師Aは、初めて1人で訪問したときに、引継ぎで聞いていないことが起こり、困惑したことでしょう。看護師同士で解決できればよかったのですが、緊急の内容ではないのに、仕事中の利用者の家族に電話をすることになってしまい恐縮したと思います。そんなことで電話しないでほしい、と家族からクレームがきたらどうしようとも思ったのではないでしょうか。医療従事者同士でなく、立場の違う患者の家族とコミュニケーションをすること

③ 本事例でエラーが回避されている場面

訪問看護師C
「カテーテル交換をしたことはある？」

訪問看護師B
「病棟では経験がありますが、在宅ではありません」

訪問看護師C
「Aさんのカテーテル交換のときの注意点はわかる？」

訪問看護師B
「カテーテルの挿入時に痛みがあると記録に書いてあります。」

訪問看護師C
「関節の拘縮が強いので、体位にも気を付けたほうがいいですね。具体的には……」

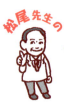

エラー防止のポイント
～背景を共有できているかを意識する～

　経験の差があると、その差が背景の非共有を生み、表現によっては尋ねたいことが理解されないことがあります。人間は、効率性を求めますから、背景の共有を前提として、短い表現で伝えようとしてしまいます。そして、それが誤解を生んでしまいます。言葉を省略せずに何を尋ねているのか明確に伝える必要があります。経験の差が、背景知識の差を生むことを意識してコミュニケーションを行うことが大切です。

院内外および訪問看護師間のエラー

カテーテル交換の経験ありと答えたが、当該の患者には初めてだった

F 状況を勝手に思い込み（受け手） 　　E 状況説明不十分（送り手）

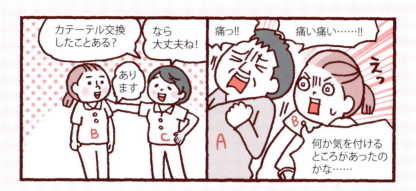

　Aさんには、訪問看護師が週1回訪問し、月1回膀胱留置カテーテル（以下、カテーテル）の交換をしています。Aさんは、下肢の関節拘縮やカテーテル挿入時に痛みがあるため、カテーテル交換の際には配慮が必要でした。訪問看護を始めて数カ月の訪問看護師Bは、これまでに何度かAさんの訪問をしていますが、まだ在宅でAさんのカテーテルを交換したことはありませんでした。

　あるカテーテル交換の予定日に、訪問看護師Bの訪問が組まれていました。先輩看護師である訪問看護師Cが「(Aさんの)カテーテル交換したことある？」と問うと、訪問看護師Bは病棟勤務のときに交換をしたことがあったため、「あります」と答えました。訪問看護師Cは、Aさんのカテーテル交換をしたことがあると思い、そのまま訪問看護師Bが1人で訪問することになりました。訪問看護師BはAさんに必要な配慮を知らないまま実施し、Aさんに苦痛を与えてしまいました。

1 当事者の気持ち

- 先輩の訪問看護師Cは、Aさんのカテーテル交換が難しいことを知っていたため、訪問看護経験の少ない訪問看護師BにAさんのカテーテル交換を実施

したことがあるのかどうかを確認しました。しかし、手技の経験のみを聞く質問のしかただったため、Aさんのカテーテル交換の経験を聞いていることやAさんには特別の配慮が必要であることが、訪問看護師Bには伝わりませんでした。さらに、訪問看護師Bが交換の経験があるということを確認したのみで、Aさんのカテーテル交換の際の注意点などを理解しているか、覚えているかということまで確認することはありませんでした。

- 訪問看護師Bは、カテーテル交換の経験を問われたと思い、病棟での経験を答えてしまいました。会話の時点では、しかたのないことだったかもしれません。そのため、在宅で行うAさんのカテーテルの交換に特別の注意が必要で、そのことをわかっているかどうかを尋ねられたとは思っていませんでした。

② 考えられる解決策

- 仕事上の会話の際には、言葉を省略せず、何を聞きたいのかをきちんと伝え、なぜその質問をするのかを同時に伝えることで、相手も答えるべきことが理解しやすくなると思います。本事例の場合、Aさんのカテーテル交換のときの注意点があるので、Aさんのカテーテルの交換の経験があるかどうかを尋ねていることを伝えるべきでしょう。

- 訪問看護師Bは、利用者ごとのケア・処置時の注意点や環境、医療材料などの物品が医療機関ごとに異なることなどが、重要なことであると捉えていなかった可能性があります。その認識があれば、少なくとも実際に訪問に行く前に、在宅ではカテーテル交換をしたことがないこと、Aさんのカテーテル交換の際の注意点を知らないことなどを自分からも発信することができたのではないでしょうか。そのため、訪問看護経験が少ない訪問看護師Bに対しては、再度注意点を伝えるなどの教育的な関わりがあってもよかったのではないでしょうか。それを伝えていれば、Aさんのカテーテル交換をしたことがないことも判明したかもしれません。

- に躊躇があったでしょう。
- 一方、訪問看護師Bは、まずは通常のケアや片付けの方法を覚えてもらうことが重要だと考えていたのでしょう。シーツ交換をすることは滅多にないため、あるいは自分も交換したことがなかったため、その置き場所を伝達することを考えなかったのだと思います。また、新しいお宅への訪問で緊張している訪問看護師Aに、必要以上に多くの情報を伝えないほうがよいと考えていた可能性もあります。

2 考えられる解決策

- 訪問看護師Bは、通常のケア以外に起こり得る状況や対応方法についても、訪問看護師Aに引き継ぐ必要があったと思います。ただし、必要以上に伝えすぎるのも確かによくありませんので、引継ぎの文書に記載する工夫が必要でしょう。あるいは、家族に電話をすることを、その家族がどのように受け止めるかを伝えておけば、訪問看護師Aもいくらか気が楽になったのではないでしょうか。
- 訪問看護師Aが、排泄ケア以外にこれまで必要だったことがあるかどうかを訪問看護師Bに聞くことができていれば、シーツ交換をすることを想定できたかもしれません。

3 本事例でエラーが回避されている場面

～同行訪問時～

訪問看護師A
「排泄ケア以外のケアをすることもありますか」

訪問看護師B
「排泄ケア以外では、シーツや衣類を交換することがあるかもしれないので、置き場所も伝えておきます」

訪問看護師A
「もし物品の場所がわからないことがあったら、どうすればよいですか」

> 訪問看護師B
「この引継ぎのファイルに一応書いてあります。訪問中に困ったことがあったら、ご家族に電話で相談してよいと言われています」

エラー防止のポイント
～引き継ぎの様式を決める～

　何を伝達して、何を伝達しなくてよいのかの判断は難しいところです。とくに口頭での引き継ぎで全てを伝えることはできませんし、あまり多くのことを伝えすぎると、重要な点がわからなくなってしまいます。訪問看護先の生活用品の置き場所などは、引き継ぎの様式を定め、それに記入しておき、必要なときに参照できるようにする工夫が必要でしょう。

第3章

コミュニケーションエラーを防ぐ組織づくり

1 心理学の観点から

　医療安全のためには、安全文化が醸成されていなければならないといわれます。その中でも、コミュニケーションの問題は、受け手と送り手が必ず存在しますので、対人的な問題の側面も重要であり、組織における風土がコミュニケーションに大きな影響を与えます。コミュニケーションに関わる組織の風土が医療安全に向かっていないと、コミュニケーションエラーを引き起こしてしまいかねません。言い換えると、安全文化が醸成されていなければコミュニケーションエラーが生じてしまいます。

　そこで、組織の風土がどのようにコミュニケーションに影響を受けるのか、そして、どのような風土を作ることが重要であるのか、心理学的な観点から考えてみましょう。

① どうすれば安全文化は醸成されるか

1 行動形成につながる安全文化に

　安全文化は安全を優先させるということですが、抽象的な概念にすぎません。実際にはそれを行動として起こさないといけません。安全が重要だとは誰もが思っていますが、実際の仕事の現場は、時間の制約などがあり効率性も求められます。例えば、伝達されたメモの内容があいまいに感じたとき、確認すべきだと考えても、忙しくて時間がないと大丈夫だと思ってしまい、確認を行動として起こさないことがあります。たとえ安全が優先されるべきだという意識があったとしても、それが行動という形で現れないと、安全文化として意味がありません。

2 人の行為は集団で作られる規範に従う

　人間が行う行動は、何らかの拠り所があって行為を実行します。1つは、それを行うことで何かベネフィットがあるかどうかです。例えば、確認を行うことで医療安全が保障されるというベネフィットを感じれば、その行動をします。

一方で、そのような行動を起こすことにはコストがかかります。つまり、面倒だと思うわけです。ただし、ベネフィットがコストを上回ると考えれば、その行動を起こすでしょう。

しかし、人間はコストとベネフィットだけで行動するのではありません。人間は社会的動物であるため、社会の中の規範に従おうとします。自分が属している集団の中で、これはやるべき行為だとか、これはやってはいけない行為だとかいう規範が存在していて、それに従おうとします。その規範はルールで決められていたり、暗黙の了解があったりします。したがって、集団の中でどのような規範が作られているかが重要になってきます。

3　ルールを決めても実行されるとは限らない

集団の規範を作る上で考えられるのはルールを決めることです。ルールとして決められた規範を心理学では命令的規範といいます。文字通り何をすべきか命を下した規範です。例えば、患者にフルネームを名乗ってもらうというルールを決めます。このルールは今では定着していますが、ルールで決めたからといってすぐに組織に浸透するわけではありません。最初はルールだから実行するでしょうが、わざわざフルネームを名乗らなくても間違いが起こらないからと思い、次第にしなくなることも考えられます。ベネフィットよりもコストのほうが高いと考えてしまうからです。

4　周りの行動に影響される

人間は周りの人がどのような行為をしているのか気にし、周りの人と同調的な行動をとります。個人で考えると定められたルールに従うかどうかは、ベネフィットとコストで考えてしまいますが、周りの人がルールに従っていれば、コストが高いと思っても同調的に同じような行動をしてしまいます。周りの人がどのような行動をしているかが規範になるのです。それは記述的規範といわれるものです。

フルネームを名乗るという行為もみんなが行っているとそれが規範となり、人は従います。一方で、ルールを決めたにもかかわらず、周りの人が守らなくなると、それが規範となって誰もやらなくなってしまいます。

5　実行可能なルールを徹底する

　安全に対する意識があれば、医療安全のために決めたコミュニケーションのルールを守るはずなので、まず意識をもたせることが重要だと考えてしまいます。最初のスタートはそうする必要がありますが、実際には表面的な意識に留まってしまっていることが多く、ルール通りに行ってもベネフィットがないと感じると行わなくなります。そうすると、それが記述的規範となり誰もやらなくなってしまいます。そのため、ルールを決めたら徹底させるということが必要です。逆に、守られそうもないルールを決めてはいけません。例えば、伝達の際に、必ず復唱するということを決めたとします。しかし、現実的にはすべての場面で復唱できるわけではありませんので、次第にこのルールは守られなくなってしまいます。

　その組織において、どの程度安全文化が醸成しているかによって、どのようなルールであれば守ることができるかを考えた上でルールを決め、それを徹底させることが必要です。

6　行為が意識を生む

　医療安全のためのコミュニケーションのルールが徹底すると、その組織の中で、安全のための行為が可視化され、それを組織の構成員が共有し、安全のためにみんなが行っているということも共有されます。人間は、自分の行為と自分の考えが不協和を起こすと、不協和を解消するように自分の考えを変えるという特性をもっています。そのため、安全のための行為をしていれば、意識のほうも安全への意識が高まってきます。そうすると、安全文化の醸成につながっていきます。

　意識を高めるということは、行動を変えることが目標であるため、意識そのものにアプローチするのではなく、行動をどう形成させていくのかが重要で、それに伴って意識も変わっていくことになります。

2 組織が自ら行動を起こす

　安全文化を醸成するには掛け声だけでできるものではありません。行動として起こす必要があります。そして、安全に関わる行動を実際に行っていれば、それが意識として安全意識が高まることにつながります。その行動は個人が行うものだけではなく、組織が行う行動も同様です。

　組織として、コミュニケーションが重要だということを声高に叫んだだけではだめで、研修を実施したり、コミュニケーションのルールを決めたりして、組織がコミュニケーションのエラー対策を行っていないと、構成員の士気は下がってしまいます。組織がコミュニケーションエラーの対策をしていることがわかれば、構成員もコミュニケーションに対する重要性の認識が高まります。組織が掛け声だけではなく、実際に行動することをみせることが必要です。そのために組織が行うべきことは、次の2つが考えられます。

①医療安全のためにコミュニケーションが重要であるという意識を構成員にもたせる
②コミュニケーションエラー防止のしくみを作る

3 コミュニケーションの重要性の意識をもたせる

1 コミュニケーションに関する全員研修

　医療安全のためにコミュニケーションが重要であることを、研修を通して認識してもらうことが必要でしょう。そこで、重要なのは、原則的に全員研修で行うことです。もちろん、業務の都合で実質的に全員が参加するのは困難ですが、コミュニケーションは1人で完結するものではなく、送り手と受け手の両者が同じ意識をもっていないと成立しません。特定の人だけが研修によってコミュニケーションの重要性の意識が高くなっても、それが組織の中には浸透していきません。場合によっては、研修を受けた人だけが浮いてしまうことになりかねません。

2　コミュニケーションスキルを高める研修の実施

　情報伝達の場合、限られた時間で必要な事項を的確に伝えることが必要です。また、確認や指摘のためのコミュニケーションの場合、相手が間違っている可能性があることを前提とするため、相手を傷つけないようにしたいと考えてしまいます。それらをうまく行うには、コミュニケーションスキルが必要となります。さまざまなコミュニケーションツール[1]があるため、それを利用することも考えるとよいでしょう。

　とくに、研修の中でコミュニケーションのロールプレイを行うことが望ましいです。コミュニケーションは相手がいますので、実際には気恥ずかしくてすぐに実行に移せないことがあります。そのため、事前にロールプレイでリハーサルを行っておくことが、実際の場面でコミュニケーションができるようになります。

3　確認や指摘に対する受容を高める

　コミュニケーションにおいて、確認や指摘は医療安全に重要な役割をもっていますが、それを行うのを人は躊躇してしまうことがあります[2]。その躊躇の最大の要因は、確認や指摘を受けた側の態度です。確認や指摘をされた側が受け入れてくれないことが問題です。確認や指摘されることに対して、受容できるようにしなければなりません。研修などで意識を高めることも必要ですが、これこそが安全文化が醸成されているかどうかの大事な鍵となります。みんなが確認・指摘を受容するという態度を共有していれば、受容されやすくなります。

4　エラーをタブー視しない

　確認や指摘されるのを嫌がるのは、自分のミスを指摘されることへの抵抗感があるからです。ここで重要なのは、ミスをすることは誰にでも生じることであり、必ずしも個人の責任ではないという認識をもつことです。エラーが生じる可能性は常に存在して、エラーをすることがタブーではなく、医療の現場においては不可避的に必ず存在するものであり、それに対して確認・指摘を行うことは個人の責任を追及しているわけではなく、組織として安全を確保するため

に必要なことであるという認識をもたせることが重要です。

5 インシデントの情報の共有

コミュニケーションの重要性を認識する上で重要なことは、コミュニケーションエラーによるインシデントや事故が発生する可能性がいつもあることを認識することです。事例として発生していることは頭ではわかっていても、それが我がこととして認識できるかどうかです。報道された事故やネット上に公開されているインシデントの情報だけでは、対岸の火事として捉えてしまうことがあります。組織の中で発生したインシデント等を共有することが必要でしょう。

4 コミュニケーションエラーを防ぐ対策

伝達の問題は、当事者自身がエラーの生じるリスクを意識してコミュニケーションを行うことが求められます。しかし、実際にエラーが生じた段階では当事者は気づいていません。そのため、エラーが生じないような対策を事前にとる必要があります。それは伝達されたメッセージが誤解を生まないような工夫をすることです。ただし、その工夫は個人で行うのではなく組織的な対応をしないといけません。

1 伝達ルールを定める

メッセージエラーでは、まず言い間違い（書き間違い）、聞き間違い（見間違い）が生じますので、それらが生じにくいように伝達ルールを定めることが考えられます。例えば、自衛隊などでは「7」を「シチ」と言うと「1（イチ）」と聞き間違いが起こるので「ナナ」と言い、「1」は「ヒト」というルールがなされています。また、プログラミングのコードを手書きする場合に、数字の0（ゼロ）とアルファベットのO（オー）の見間違いを防ぐために、ゼロの場合は0の中に斜線を引き、オーの場合は上にバーを書くといったルールが共有されていることがありました。このようなルールを組織で定める工夫が必要でしょう。

また、文書での伝達の場合は、様式を定型化することで、符号化・復号化のエラーも低減させることも可能でしょう。

2 識別性の低いものを排除

　言い間違い(書き間違い)、聞き間違い(見間違い)は、類似性の高い音や文字が存在していることが問題であるため、類似性の高いもの、言い換えると識別性の低いものを排除することがエラーの低減につながります。先に示した数字の1や7、数字のゼロやアルファベットのO̅は排除することはできませんが、名称で類似しているものを組織で使わないといった選択も可能でしょう。

　誤薬のケースでは、薬の名称を間違うことがあります。間違った人の問題ではなく、名称が類似していることのほうが問題であるため、名称そのものを変えることが必要です。例えば、「サクシゾン®」と「サクシン」が類似しているため、「サクシン」は「スキサトメニウム®」に名称が変わりました。また、「アマリール®」と「アルマール」が類似しているため、「アルマール」が「アロチノロール®」に名称が変わりました。このような対応は一組織の問題ではないですが、組織として一般名を使用するなど検討するべきものでしょう。

3 恣意的なローカルルールを排除する

　符号化や復号化の間違いが生じる場合、知識がないために生じることがあります。もちろん、医療従事者として知識や技術をつけることは必要です。ところが、ローカルルールを知らないために復号化がうまくできないこともあります。例えば、薬の処方において、150mg／日で処方すべきところを1,500mg／日で処方してしまったケースがありました。転院した患者で、前に入院していた病院の主治医の処方が「10倍散 1.5g／日」とあり、「g」で表記すれば製剤量で「mg」で表記すると原薬量だというルールに従って処方されていました。しかし、転院先の医師はそのようなルールは知らず、原薬量が1.5gと解し、1,500mgの原薬量で処方してしまったということです。このような組織内のみで共有しているルールは広く使われているかもしれませんが、恣意性の高いローカルルールであり、推奨されるものではありません。

　コミュニケーションで重要なことは伝達されたメッセージだけでわかるようにすることです。恣意的なルールに関する知識が別に要求されることは、医療従事者に負荷をかけてしまうだけになってしまいます。事例20 (→ p.93) も、

同様の間違いが生じたケースでした。

4 背景情報等の共有を促進

指摘や確認を躊躇する要因の1つに情報の不確実性があります。医療の場合、患者の容態によって、治療の方針等が変わることがあり、処方が変更されたり、処置の内容等が変わったりすることがあります。また、同じような症状であっても患者によって対応のしかたが異なりますので、何が正しい情報で何が正しくない情報なのかが不確実です。そのため、間違っていなかったのに、指摘したり確認を求めてしまったりすることになる可能性が高く、確認や指摘を躊躇してしまうことが生じてしまいます。

そのため、その情報が正しいのかどうかが確認できる背景情報などが共有できていればそのような心配がなくなります。例えば、処方が変わったのであれば、変わったこと、また、なぜそのように変わったのかの情報が共有できていれば、受け取った情報が正しいのかそうでないのかの判断ができ、杞憂となる確認や指摘をせずに済みます。

そのためには、付加的な情報も含めて情報を共有できるしくみを組織として作る必要があるでしょう。

5 機械化をする（様式の定型化、付加情報の追加）

メッセージだけでわかるようにする場合、メッセージそのものを構成するのにコストがかかります。例えば、薬の処方において、製剤量も成分量も表記し、処方が変わった場合はその旨を記すといったようなことを、手書きの処方箋で実践すると行動のコストがかかります。そこで、電子カルテなど機械化することで、人の手間を軽減させることもできます。そして、機械化すれば様式が定型化されますので、省略されたりすることもなくなりますし、付加的な情報の伝達も容易になります。

5 まとめ

安全文化の醸成の問題は、卵が先か鶏が先かのようなところがありますが、

安全文化が醸成されていれば、安全を優先する意識が高まり、それによって安全のためのコミュニケーション行動も適切になされるでしょう。しかし、安全文化を醸成するためには、行動から変えていかなければならず、安全のためのコミュニケーションを実際に実践することから始める必要もあります。さまざまなコミュニケーションエラー対策を組織で取り組んでいくことが、安全文化の醸成につながるわけです。

参考文献
1) 東京慈恵会医科大学附属病院医療安全管理部ほか 編. チームステップス〔日本版〕医療安全：チームで取り組むヒューマンエラー対策. 東京, メジカルビュー社, 2012, 192p.
2) 松尾太加志. 医療安全管理に必要なコミュニケーション. 安全医学. 7 (1), 2011, 4-14.

看護管理者の観点から
── 部分最適から全体最適へ、看護部の組織変革が求められる ──

はじめに

　数カ月前、病院の院長向けの研修において、「看護部組織を活かす病院づくり」について話をしてほしいという依頼を受けました。そこで筆者は、看護部組織とはどういう特徴の組織で、どのような強み、弱み、あるいは課題を抱えているのか、改めて考えてみました。それらを踏まえつつ、ここでは、本節のテーマであるコミュニケーションエラーがなぜ起こるのか、また防ぐためにどのような組織づくりが必要か、看護管理者としての経験も交えながら、述べていきます。

1 看護部組織とはどんな組織だろう

1 強みはルール遵守と情報ツウであること

　看護部という組織は、ずばり、病院内で最大の数を誇る職能集団です。女性が大半を占めるため、他部門からは時に「大奥」と皮肉交じりにささやかれることもありますが、「兵隊組織」ともいわれるように、一般的に統率がとれています。これは第1の強みであり、指示系統ラインが明確でルールが遵守されるピラミッド型の「官僚型組織」であるといえるでしょう。

　第2の強みとして、病院内で起こっていることをよく知っていることです。職業柄、患者のことはもちろんですが、治療方針から家族環境などまでさまざまな情報を絶えず知ろうとしています。交代制勤務ということもあり、スタッフ間の情報共有にも時間をかけます。実際、筆者らの研究[1]によると、1日24時間の看護業務量のうち、「患者等からの情報収集」「看護師間の申し送り」は計測した85項目のうち上位に位置し、「日々の看護実施記録」「排泄介助」「バイタルサインの測定」に次いで、それぞれ4位と5位でした。また、勤続年数が長い者も多く、院内に知り合いも多いため情報ツウです。「あのドクターは手術がうまい」とか、「どの看護師と仲が良い」とか、あるいは「誰と誰が犬猿の仲である」ということまでです。

　第3に、看護部組織においては情報が浸透しやすいことです。従来から報・

連・相（報告・連絡・相談）が徹底しているため、何か気になることがあれば伝える文化が根付いています。看護師は病棟だけでなく、外来、手術部などさまざまな部門・部署にいますが、この報・連・相によって最終的には看護部長に情報が集約されるのです。

2 ピラミッド型組織の弱み

　前述のように、情報を武器にもつ盤石な組織である一方で、ピラミッド型組織ならではの弱みも指摘されます。1つは、一人ひとりが自発的に声を上げる力が弱いことです。看護部の仲間内では「おしゃべり」ですが、さまざまな部署や多職種が参加するような会議で、自分の意見として発言することは少ないのです。「上司に聞いてから」でないと意見が言えません。意見をもっていないというのではなく、よその部署に口出しする権限はないと思っているとも考えられます。少なくとも、従来は誰もがそう思っていたのです。

　筆者は、「コミュニケーションとは相手に何らかの働きかけをしようという目的があって取るもの」と考えていますが、一看護師スタッフが他の部署の多職種に働きかけ、行動を起こさせるというのは甚だ難しいものがあります。事実、看護部は人数が多いということを差し引いても、インシデントレポートの報告数はダントツですが、他の職種にもっと書くように言うわけではありません。看護部の質を上げるためには全力投球しますが、病院全体を良くしようとすることに意識的ではなかったと思います。言い換えると、組織の一部のみが最適化した状態（部分最適）ではあっても、組織全体として最適な状態（全体最適）でものを見ていなかったのです（**表**）。

　ちなみに、医療安全管理者の約8割は看護師といわれています。彼らは院長の名のもとに、レポート提出の啓発など全職員への働きかけを行っていますが、それでも他の職種の行動を変えるということには非常に苦労しているようです[2]。

表　看護部組織の強みと弱み

【強み】	【弱み】
・統制が取れてルールを遵守する ・病院で起こっていることをよく知っている（情報ツウである） ・情報が浸透しやすい	・個人が自発的に発言する力が弱い（仲間内では口に出す） ・多職種に働きかける権限がない ・部分最適で、全体最適の視点が弱い

2 なぜ、コミュニケーションエラーが起こるのか

1 部分最適の視点がエラーの要因に

ところが、近年、チーム医療の推進や医療安全対策の強化など、組織横断的な活動が増えてきたことで、看護部さえきちんとできていればいい、という考え方では立ちいかなくなってきました。病棟に配置される他職種も現れ、これまでとは異なるコミュニケーションを取らざるを得ない状況も生じています。では、どうすればいいのでしょうか。そこで、看護部組織の体質が問われるようになったのです。

先にも述べた通り、これまでの看護部の視点は部分最適でした。看護部の統制は完璧で、看護部長の方針は隅々まで伝わり、スタッフはそれに忠実に行動します。しかし、病院全体でみてどうなのか、病院全体が良い方向に進んでいるのか、全体最適の視点で活動することは少なかったのです。他の職種で、ルールを守らない人は気にはなりますが、行動を変えさせるよう、働きかけるところまではいけません。ここにコミュニケーションエラーの要因がありそうです。

2 「私の仕事は〇〇だから」障害

その最悪の事態が、某大学病院で起こった医療事故です。看護師だけでなく、病院スタッフの中には手術死が続いていること、何かおかしいと思う者はいたはずです。最初の死亡例から、事態が社会的に公になるまでに3年半かかったのは何を意味するのでしょうか。

これは、組織が抱える学習障害の1つであると考えられます。この場合の「学習」は、組織が変化に対応し進化し続けていくことを意味し、その妨げになることが「障害」です。経営学者であるピーター・M・センゲ氏は、著書『学習する組織』[3]の中で、「組織内の人たちが自分の職務だけに焦点を当てていると、すべての職務が相互に作用したときに生み出される結果に対して、責任感をほとんどもたない」と述べています。つまり、大抵の人は、「私の仕事は〇〇だから」と言い、自分の責任の範囲は、自分の職務の境界までに限定されると考えがちなのです。これはまさに部分最適の考え方であり、過去に大学病院などで起こった重大な医療事故の場合も、「よその部署のこと、それも医師のことで、一看護

師あるいは看護部をもってもなす術がない」という思いも見え隠れします。自分が何とかしなければ、病院全体の評価がガタ落ちになるという危機感はなかなか生まれにくいといえるでしょう。

では、全体最適の視点がもてるようにするために、どのような組織改革が必要なのでしょうか。

3 看護部長時代に行った組織改革

せんえつながら、筆者が病院の看護部長時代に行った組織改革を例に述べてみたいと思います。

目指したのは、看護部を「開かれた組織」にするということです。医師はじめ、他の職種に対して「どうせ言ってもしかたがない」と言う前に、看護部自らが変わっていかなければならないと思ったからです。

そのために、まず第1に、看護部長の顔色をみて発言してしまう組織体質を崩そうと思ったのです。自由にものを言える文化をつくりたかったからです。目標管理の面談の際などは、スタッフが何とか本音を発するように仕向けました。これは「言うは易し、行うは難し」で大変なことでした。表向きに言っている意見と、その裏に隠された本音は異なるのが常だからです。今思うと、スタッフの心の奥底の本心を引き出せていたか疑問も残りますが、あなたは何がしたいのか、何を考えているのか、深く聞くことを大事にしました。

第2に、院内の会議、とくにさまざまな部署の多様な職種が集まるような会議には、看護部から積極的に参加させ、自分の意見を発言させるように仕向けました。例えば、さまざまな部署の代表が集まる委員会にはできるだけ看護師長を出席させ、会議が開かれる前に、筆者が部長会議等で入手した資料を全部見せるようにしたのです。これは、病院全体のことを知るように仕向けるためです。情報をもっていることが力になるということをわかってほしいと思ったからです。

その結果、どうなったかというと、断言はできませんが、スタッフたちが明るくのびのびしてくるように感じたのです。情報をもつと、皆自信が出てくると感じました。

3 これからの看護管理に必要な組織づくりの視点

1 全体最適を目指す

　これまで述べてきたように、従来、看護部はルールを遵守し、情報収集・情報伝達能力に長けている組織でした。一方で、その強みは看護部内で完結し、病院組織全体において発揮されることは少なかったようです。

　それでは、どのようにすれば、看護部と他部署、看護師と他の職種が1つの病院組織に属する者として、お互いWin-Winで活動できるのでしょうか。

　くり返しになりますが、その鍵となるのは、部分最適から全体最適の視点への転換です。これには看護部長ないし病院長の働きかけが重要になってきます。以下に、3つのポイントを述べていきます。

① 組織の共有ビジョンをもつ〜「学習する組織」を参考に

　②で、コミュニケーションエラーの要因となる学習障害について紹介しましたが、これからの組織のあり方の1つとして、「学習する組織」の考え方やアプローチは参考になると考えています。

　学習する組織とは、「個人とチームが効果的に変化を創り出す力を伸ばし続ける組織」と定義されます。少しわかりにくいですが、筆者なりには次のように解釈しています。組織が将来的に存続していくためには、変化に対応し、自らの能力および、それだけでなく組織全体としての能力を向上し続けていく必要があるということです。能力の継続的な向上が学習であり、それは1つのやり方ではなく、その時々の変化や問題によってしなやかに対応することが求められます。これが実践されている組織こそが「学習する組織」です。

　このとき、キーワードとなるのが「共有ビジョン」です。すなわち、個人と組織全体が将来的に目指すビジョンをいかに共有できるか、ということです。単に、組織のビジョンをもつべきというのではなく、個人それぞれのビジョンを認めた上で、共有できるビジョンを創り上げていくというプロセスが非常に重要になります。

　では、実際にどうすればいいのでしょうか。まずは、看護部長ないし病院長など、管理者が腹を割って話すことからです。「私はこういうビジョンをもっている、あなたはどうですか」と。具体的な手段としては、例えば、ビジョンを語

り合う場を設けることです。語り合う中で対立する意見は必ずありますが、異論の出る組織こそ健全な組織なのです。思う存分意見を発散させたら、次は集約に向かうよう、管理者は仕向けます。討論して勝ち負けを決めるのではなく、お互いのズレを認識しながら、対話を重ねて合意形成していく手腕が求められるのです。

② 多様性を認め合い、楽しむ組織

ダイバーシティは近年、組織開発の分野において1つのトレンドであり、共有ビジョンを創り上げていくプロセスにおいても、多様な意見を認め合うことが実は大変重要になります。

さて、働き方改革もますます推進されていますが、実際に、医療現場で多様性を認めるとはどういうことでしょうか。多様性を活かすことができるでしょうか。気に病む前に、それはもう認め、活かすしかありません。むしろ、多様性を楽しみ活かすことが、これからのマネジメントに必要だと考えています。

諸説ありますが、多様化社会における組織の課題の中で、最大の課題は若者への理解だと思います。若いスタッフは何を考えているのか、わかり合えないと端から否定しないで、根気強く聴いてあげることです。不満を聴いて、それが解消できるよう答えを出すのでなく、筆者なら、なぜ不満に思うのか、その人はどうしたいと思っているのかをとことん聴きます。スタッフが心の奥底を言えるようにするためには、管理者自らも「腹を割って」話すことが必要です。

③ 心理的安全組織

3つ目に、組織において「心理的安全」が確保されていることは非常に重要と考えています。つまりは、言いたいことが言える組織です。心理的安全が保たれた状態で、職種の壁を越えて思いを伝え合うことによって、コミュニケーションエラーはゼロにはならなくても減らすことはできるでしょう。

管理者としては、言いたいことを言っても大丈夫と思えるムード、良いことも嫌なことも気を遣わず話せる安心感を、看護部内だけでなく病院全体でつくることが求められます。①の、「学習する組織」のアプローチとしても述べましたが、対話できる場づくりが必要です。医療安全文化の醸成は、困難だと考えられています[2]が、疑問に思うことを話し合うことができるという文化をつくることが、これからの課題ではないでしょうか。

おわりに

　本節では、コミュニケーションエラーの要因を探り対策を考えるために、看護部はどのような組織で、どのような変革が求められるのかという視点で述べてきました。看護部という組織は、ルールを遵守し、情報収集・伝達能力が高いという強みを生かしつつも、部分最適から全体最適の視点、すなわち看護部内完結から病院全体の質向上へ向かうよう、変革が必要です。

　そのためには、1つは、看護師一人ひとりが他部署の他の職種に働きかける力を身につけることが必要です。もう1つは、管理者が腹を割って話すこと。自分の考え、病院の方針などに関する情報をオープンにすることももちろん大事ですが、スタッフが意見を言えるように心理的安全を確保することがポイントです。

参考・引用文献

1) 平成30年度厚生労働科学研究費補助金事業「効率的な看護業務の推進に向けた実態調査研究」．(代表：坂本すが)．
2) 平成30年度厚生労働科学研究費補助金事業「今後の医療安全管理者の業務と医療安全管理者養成手法の検討のための研究」．(代表：宮﨑久義)．
3) ピーター・M・センゲ．学習する組織：システム思考で未来を創造する．小田理一郎ほか訳．東京，英治出版，2011，59．

3 医療安全管理者の観点から

1 医療安全とコミュニケーション

　医療は1つの職種だけで、提供できるものではありません。共通のツールである電子カルテで、医師は指示を出し、他の職種によって指示受けがされ、その指示はルール、マニュアル、手順にのっとって実施されます。これらは、コミュニケーションでつながれています。そのため、多種多様なコミュニケーションエラーが原因のインシデントも多数発生しています。医療チームがそれらを防ぐためにはどうしたらよいか、安全のためのツールを事例とともに紹介していきます。

1 チェックバック（再確認）

　救急現場やICUでは、口頭で指示されてすぐに実施する処置が多いという特徴があります。発信者が伝達した情報を、発信者が意図したように受信者が確実に理解するためにコミュニケーションの「ループを閉じる」（closed loop communication）プロセスです。

> **事例**
> 　ICUで医師が患者の気管内挿管チューブを抜去することになりました。抜管後も酸素マスクで酸素3Lを投与するので、準備するように指示を出しました。担当看護師Aはモニターを見ながら記録できるように電子カルテの前にいました。もう1人の看護師Bは吸引の準備をして、抜管に備えていました。そこへ手があいた新人看護師Cがやってきました。リーダー看護師Dが、新人看護師Cに酸素マスクの準備を依頼しました。抜管して酸素マスクに切り替えましたが、経皮的酸素飽和度が思ったように上がりません。医師が「酸素大丈夫？」と聞くので、見てみると酸素マスクはしていますが、配管につながっていませんでした。マスクを配管につなぐと経皮的酸素飽和度も安定しました。

> 酸素マスクの準備を依頼された新人看護師Cはマスクを袋から出して、「準備しました」と言いました。新人看護師は途中から入ったことで慌てていました。しかし、指示を出したリーダー看護師Dも医師も、酸素マスクで3L投与する準備ができたかの再確認は行っていませんでした。発信者（リーダー看護師と医師）が再確認することの重要性を認識する事例でした。

　このような、複数の関係者がいるエラーが発生した場合は事例分析を行います。事例分析時の注意点は、個人の問題にしないことです。なぜエラーが発生したのかという事実を明らかにして、再発防止策を組織の問題として考えられるように、医療安全管理者も一緒に分析に参加して、再発防止の視点がずれていないかを見るようにしています。この事例では、再発防止策として「チェックバックをすること」があがりました。ICUや救急の現場は、多数のスタッフで対応する場面が多いので、チェックバックをしないことは危険だ、という認識をもつ必要があります。ICUのスタッフが再発防止策を掲示して、医師にも周知を図り一緒に実行しています。

2　コールアウト

　緊急事態において重要情報を伝えるために使用される手段です。とくに救急現場では有効です。多くのスタッフで治療に当たるので、各自が実施したことの実施状況をコールアウトする（大きな声で言う）ことは、全員の情報共有となり、次のステップを予期した準備につながっていきます。

3　ハンドオフ（引き継ぎ）

　引き継ぎ時には情報を共有するとともに、必要情報の確認を行うことが重要です。手術をはじめ、各種入室に際しチェックリストを活用しています。

4　SBAR状況報告

　「患者の状態に関して、即座の注意喚起と対応が必要である重要な情報を、わかりやすく伝達する方法」です。緊急時に相手に緊急性を伝え、適切な行動を

とってもらえるようにする手段です。

> **事例**
>
> 　大腿骨頸部骨折で、手術後1日目の患者A（80代女性）を担当しました。勤務開始時はバイタルサインも安定していましたが、11時前からモニター上、心拍数が130回／分を超えています。ベッドサイドに行き、Aさんにどこがつらいか聞きましたが、認知力の低下もあり、答えはありません。呼吸数を測ると36回／分でした。血圧は90／60mmhgでした。術後から血圧は90台で経過しています。手術部位は、やや腫脹はしているものの朝と変化はないようです。担当看護師は、術後出血の可能性を考え、医師に連絡しました。
>
> 　担当看護師：「昨日手術したAさんですが、脈と呼吸が早く、反応も悪いので診察をお願いしたいのですが」
>
> 　医師：「朝元気でしたから脱水でしょう。夜間不穏だったので、眠いのかな。輸液を早めて様子をみてください。次の手術に入るから、何かあったら報告してください」。担当看護師が（でも何か変……）と思っているうちに電話を切られてしまいました。
>
> 　輸液を早めましたが、バイタルサインは変化せず、休憩後に手術部位を観察すると、患部の腫脹とガーゼ上に出血がみられ、術後出血によるショックを来してICU管理となりました。

では、どうすればよかったのでしょうか。
① SBARで報告の例
　SBARは、$\dot{\text{S}}$ituation：状況「患者に何が起こっていますか？」、$\dot{\text{B}}$ackground：背景「臨床的背景と状況は何ですか？」、$\dot{\text{A}}$ssessment：評価「何が問題だと思いますか？」、$\dot{\text{R}}$ecommendation and Request：提案・要求「それを解決するには何をすればいいですか？」の4つの頭文字からつけられました。
　当時例をSBARで報告する一例を示します。
　担当看護師：「大腿骨頸部骨折手術後1日目のAさんのことで連絡しています」。
S　11時前から頻脈、頻呼吸で反応が鈍いです。血圧は90／60mmhgです。患部の腫脹はありますが、ガーゼ上に出血はありません。

B 朝の採血ではHb9.0でした。呼吸36回／分、心拍数130回／分、血圧90／60mmhgで、顔色不良で、反応ですがうなづくだけでショック症状があります。
A 「術後出血の兆候があります。朝は大きい声を出して元気でしたが、明らかにおかしいです。」
R 「すぐ診察の必要があります。RRS*を要請しようと思います。」

RRS [1, 2)]

　RRS（院内急変対応システム）は、予期しない院内心停止が生じる前に、早期に患者の異変に気づき、早期に介入することによって患者の予後を改善しようとするシステム（Rapid Response System）です。入院中に心停止を起こす多くの患者は、その8時間までの間に、何らかの兆候を示しているといわれています。

　要請したスタッフと良好なコミュニケーションが図れる上、要請したスタッフに批判的な、もしくは懲罰的なフィードバックはしないなど、ここでも、コミュニケーションは重要です。

RRS 要請基準例 [2)]

- **生理学的変化基準**
    - 200mmHg＜収縮期血圧＜80mmHg
    - 30／分＜呼吸数＜9／分
    - 130／分＜心拍数＜50／分
    - 酸素飽和度＜88％
    - 38.5℃＜体温＜35℃
    - 尿量の変化＜50mL／4時間
    - 意識レベルが疼痛に反応、あるいは反応なし
- **臨床症状の基準**
    - 気道：呼吸促迫、気道緊迫

- 呼吸：発語困難、酸素投与下でも経皮的酸素濃度＜90％
- 循環：治療にも関わらず収縮期血圧＜90mmHg
- 神経：説明のつかない意識レベルの低下、新しく出た興奮とせん妄、くり返すもしくは遷延する痙攣
- その他：ベッドサイドのスタッフが何かおかしいと感じたとき、制御できない疼痛、治療に反応しない全身状態の悪化

② SBARを使えるようにするためには

　新人看護師の緊急対応のための研修時に、SBARを取り入れていますが、SBARを周知するために、以前から各部署にポスターを貼っています。

　何年も前から、SBARのポスターがあり、医師に情報を伝えるときに使うことを看護師は知っていました。しかし周知するだけでは、実際の緊急時に使えないこともわかりました。医師からは、このように報告されたらわかりやすくていい、という声も聞かれました。事故発生時の分析でも、SBARを使って報告する、という再発防止策がありますが、「どうやって使えばいいかわからない」「使わなくてはと思っていても、緊急時にはいつも真っ白になってしまう」という看護師からの声がありました。

　SBARを定着させるためには、日常の業務の中で、報告時にSBARを使って練習するなど、日頃からの具体的な場面を想定したトレーニングが必要です。

5　2チャレンジルール

　チームメンバーが重大な違反を感じたり、発見したときは「業務を中断する」ことを、すべてのメンバーができるようにするための行為です。

　最初の提案が無視された場合は、確実に聞こえるように、はっきりと声に出して述べることが、発信する側の責任です。チャレンジされている側は、必ず対応しなければいけません。「発信者が言いやすい環境を作る」という土台作りが必要で、それでも結果が容認できるものでない場合は、より強力な行動をとる、リーダーや上司に相談して対応できる環境を整えることも必要です。

> **事例**
>
> 　手術が順調に進み、「閉じます」と医師から声がかかりました。しかし、先ほどからガーゼをカウントしていますが、1枚足りないため、外回り看護師が「ガーゼが1枚足りません」と医師に報告しました。しかし、医師は「こっちにはないよ。カウント合ってますか？　この前もカウントが間違っていたよね」と手を止めず、どんどん縫合していきます。何回もカウントしたはずですが、そう言われると自信がなくなってきます。医師の指示通りに自分が探せるところをもう一度探しましたが、やはりありません。その間にも縫合は進み、閉創終了してしまいました。術後のレントゲン撮影で、ガーゼが体内にあるのが確認され、取り出す手術が行われました。医師からは「早めに言ってくれないと困るよ」と注意されました。
> 　患者にとっては、手術時間、麻酔時間が延長し、予定時刻を過ぎてしまいました。手術室では、ガーゼカウントが一致しない場合は、全員でガーゼを探すというルールがあり、手術室委員会でも周知したばかりでした。

では、どうすればよかったのでしょうか。

2　チャレンジ実践の例

　手術が順調に進み、「閉じます」と医師から声がかかりました。しかし、先ほどからガーゼをカウントしていますが、1枚足りないため、外回り看護師が「ガーゼが1枚足りません」と医師に報告しました。しかし、医師は「こっちにはないよ。この前もカウントが間違っていたよね」と縫合の準備を進めました。<u>ここでチャレンジしなければと思い、「2回目のカウントは合っていましたが、最終カウントで1枚不足しています。閉創の前に探す決まりです」</u>と伝え、医師が術野を確認したところ、体内からガーゼが1枚出てきました。体内遺残がないことを確認して閉創に取りかかり、手術は予定時間で終了しました。

6　CUS

　CUSは、Concerned「気になります」、Uncomfortable「不安です」、Safety Issue「安全の問題です」の3つの頭文字からつけられました。

2チャレンジルールを使っても、相手が実行してくれないときは、CUSは、患者安全のために、「気になります」「不安です」「安全上の問題です。中断してください」と直接的に気になることを伝える手段です。

> **事例**
> 〜上記の2チャレンジルールの事例から〜
> 　手術が順調に進み、「閉じます」と医師から声がかかりました。しかし、先ほどからガーゼをカウントしていますが、1枚足りないため、外回り看護師が「ガーゼが1枚足りません」と医師に報告しました。しかし、医師は「こっちにはないよ。この前もカウントが間違っていたよね」と縫合の準備を進めました。
> 　ここでチャレンジしなければと思い、「2回目のカウントは合っていましたが、最終カウントで1枚不足しています。閉創の前に探す決まりです」と言いましたが、「とりあえず閉創するから、もう一回探して」と手を止めず、器械出し看護師に、縫合の準備を指示します。
> 　器械出し看護師は「このまま進めるのは気になります」「ガーゼは体内に残っていないか不安です」「安全上の問題です。ガーゼがないときは手を止めて探すのがルールです」とCUSにトライし、手術室委員会のルールを医師に説明しました。

　2チャレンジルール、CUSを使うために必要なことは、職員が2チャレンジルールやCUSとは、どういうものかを理解していることが大前提です。看護師だけが知っていて、勇気を出して実行しても、医師が知らなければ看護師の発信した行為は患者安全につながりません。このような状況が続くと、発信する側は発信できなくなります。組織的に活用するためには、まず安全文化調査を行い、自分の施設の状況を把握することが第一です。
　委員会等で周知するとともに、現場の実施状況を把握、確認、改善をくり返すことが大切です。

② チーム医療を円滑にするために

　病院にはたくさんの資格をもった専門職がいて、それぞれの役割を発揮しています。医師は責任をもって治療します。看護師は治療（ここでは手術）が予定通り行われるように、診療の補助や看護を行うなど、それぞれが役割を発揮してチーム医療が行われています。

　上述の2チャレンジルール、CUSの事例では、医師の発言の中で「この前もガーゼカウントが間違っていた」という発言がありました。「人は誰でも間違える」という有名な言葉があります。人間ですからたまに間違いもありますが、医療の現場では、間違いは患者の安全に影響します。それぞれの職種が、専門職として着実に役割を遂行することは、信頼関係の構築につながり、2チャレンジルールやCUSをやりやすくする方法の1つといえるでしょう。

　このケースでは、閉創までにガーゼカウントの精度をあげるカウントのタイミングや方法等を検討しました。話し合いには医師も参加し、一緒に再発防止策を検討しました。手術室では、事例共有のためにホワイトボードに事例と再発防止策を書き、手術室を利用するすべての医師が見ることができるようにしました。その後は、ガーゼカウントが一致しない場合は、医師も手を止めて捜索するようになり、体内遺残は発生していません。

1　メンタルモデルの共有

　メンタルモデルの共有とは、一言でいうと、「同じ立ち位置にいる」状態のことです。「パフォーマンスの高いチームはメンタルモデルを共有している」といわれています。

　薬剤に関するインシデントから改善に向けて、薬剤ワーキンググループを立ち上げたときのことです。「業務整理」について、医師、薬剤師、看護師、各職種からアンケート調査し、各職種で重複する業務を洗い出しました。このとき、メンバーで話し合う中で、医師から「他の職種がやっていることはわからない。でもこの業務整理は他の職種の業務を知らなければできないから教えてほしい」との意見がありました。メンタルモデルの共有のために、工程の理解は必須です。

医療現場では複数の職種によって、治療や検査が実施されます。各職種の工程を理解することは、手順作成の基本です。ですから、インシデントが発生したとき、再発防止策を考えるときは、関係職種で検討して作成することが必要です。作成された手順は貴重な財産です。

2　電子カルテとコミュニケーション

　電子カルテには、どこにいてもカルテを使うことができるという利点があります。しかし、使うのは人間ですから、いろいろなエラーが発生しています。電子カルテというツールを介して、医療従事者は医療を提供するためのコミュニケーションをとっています。

問題1　医師の指示に気が付かず、指示が実施されないという問題

　指示出し、指示受けは、指示入力の締切り時間を設けて、その後に入力した臨時指示は、看護師に伝えるなどのルールで運用していると思います。

　しかし実際には、看護師への連絡が漏れるケースも見受けられます。緊急指示が出たときは、看護師がわかるように画面上で緊急指示が出ていることを知らせるマークが出る機能もありますが、看護師が気づかないこともあります。

　患者の治療上、すぐに実施が必要なことは、直接伝えることがいちばん確実でしょう。このようなインシデントは、比較的多く発生しています。医療現場は常に多重課題です。そこに緊急入院や急変等が加わると、決まっていることも見落とす可能性が高くなってしまいます。インシデント発生時に、発生した原因を聞き取っていくと、医師側は誰に連絡すればよいのかわからない、ルールを知らない、看護師は勤務開始時に指示を把握した後は、指示変更等は医師から連絡が来るものと思っているために、電子カルテの緊急指示のマークは気にしていなかったことがわかりました。

　電子カルテ導入時は、特徴や機能を活かした運用ルールを決め、周知したつもりでしたが、現場では看護師によって理解が異なっていることがわかりました。看護部の安全委員会、情報委員会でルールの理解度を調査し、師長会を通じて再度周知し、その後もゼロではないですが、インシデントは減少しました。人の入れ替わりは続くので、新入職者へのオリエンテーションをくり返していく

必要があります。

対策として、以下の3つがあげられます。
- 指示入力の締切り時間を周知する。
- 締め切り時間以降に発生した指示は、急いで実施する必要がある場合は、看護師に伝えることを周知する。
- 看護師は、緊急指示のマークを理解して、マークがあるときは指示変更の内容を確認する。

問題2　掲示板でのメッセージ交換に注意

　掲示板機能は、便利な機能です。しかし、医師への報告ですぐ必要なことと、急がなくていいことを見極めて使わないと危険です。とくに経験が少ない看護師は、アセスメントの結果で緊急性や重要度を判断して、報告方法を選択するとともに、迷ったら経験のある看護師への報告や相談をすることが基本となります。

問題3　電子カルテを全職種共通ツールとして使えているか

　電子カルテは、使う側が便利なようにいろいろな入り口から情報を得ることができます。医師が入力した指示の見えかたは、医師が使う画面と看護師が使う画面では、一画面の情報量や、表示のしかたが異なります。ここで重要なことは、どの画面を共通のツールとするかを決めて共有することです。

改善例①　夜間に患者の状態が悪化し、当直医がコールされたときに治療方針がわからない

　夜間に患者の状態が悪化して、当直医がコールされたときに「治療方針がわからない」という主治医からの報告がありました。「患者にどのような説明がされているか、主治医の記録から探すことは時間がかかる、DNAR（心肺蘇生法を行わないこと）の方針の患者ということもわかりにくい」という内容でした。

　電子カルテ導入時から、情報委員会では医師の記録の中に「IC・病状説

明」という項目を準備していました。しかし、使われていないケースが散見されました。

　安全委員会で事例をあげ、さらに他病院との相互チェックをテーマとして、「説明と同意」について取り上げ、指摘事項を医療安全ニュースにまとめて全医師に配布しました。その結果、「IC・病状説明」の活用が増えました。現場で活用していない場合は、医師に使用を促すなど定着に向けて継続して行動することが大切です。

改善例②　なくならない薬剤（内服）に関する間違い

　病院で起きるインシデント報告でいちばん多いのは、薬剤に関する報告です。その中でも、医師の処方忘れは治療に大きな影響を与えることもあり、軽視できません。処方は医師の業務なので、もちろん医師には大きな責任があります。ですが、病棟薬剤師や看護師も関わることです。

　医師の処方忘れに関するインシデント報告から、電子カルテの機能で「処方カレンダー*」の活用の不徹底がわかりました。薬剤部からアナウンスはしていたものの、活用状況は個々に任されていました。これまでは、医師、看護師、薬剤師それぞれが、医師の処方を基本に次の処方に変化がないか、処方内容を比較して業務を行っていました。処方カレンダーでは処方内容が表として一目でわかるので、処方忘れもすぐに発見できます。電子カルテが変わっても、行動が電子カルテ使用以前と変わっていなかったのですね。

＊処方カレンダー：医師が処方した薬剤の名称、用量、用法、処方日数、投与状況がカレンダーに表され、処方状況、服薬状況が一目でわかるもの。

　電子カルテでの情報管理のもと、患者に医療が提供されています。情報を活用するためには、各種コミュニケーションが発生しています。

　実施するための各職種の業務手順、運用手順の作成、各職種をつなぐ業務フロー図の作成に当たってもコミュニケーションは必要です。また、その後に問題がないかを検証するにもコミュニケーションが必要です。その検討の場で十分に議論がされないと、多くのエラーが発生することを経験してきました。ま

ず導入時にベンダーと病院担当者がいかに情報を共有し、機能を理解して、院内でその病院に適した運用ルールを作成するかが、安全な医療を提供するための土台となっているといえます。

3 疑義照会

疑義照会は、医療現場では重要なことです。薬剤師法では、疑義照会義務が明文化されています。しかし疑義照会が行われずに、間違った処方が調剤されてしまうエラーはゼロにはなりません。

> **事例**
> 80代女性。糸球体腎炎で入院治療していました。退院前夜に退院時処方でアムロジン5mgが不足していることに看護師が気づき、退院前に医師に処方を依頼しました。医師は5mg 1回1錠を処方するところ、慌てていたためか、5mg 1回5錠で処方してしまいました。薬剤部でも調剤監査、処方監査を通過してそのまま払い出されてしまいました。さらに薬剤が患者に渡り、患者はいつもと量が違うと思いつつも内服した後に、おかしいと思い、患者が薬剤部に確認の連絡を入れたことで発覚しました。
>
> **背景**
> 患者は以前からアムロジンを1錠内服していました。今回の入院で、ステロイドの内服で量の調整があったことから、薬剤量の変更があるということを知識としてもっていました。
> そのため、患者は「医師の処方だから」と内服に至りました(医師のやることは間違いないという思い)。看護師は、前日にも退院後の内服薬について確認していましたが、アムロジンの不足に気が付きませんでした(確認の不十分)。退院の時間に間に合わせるため、依頼した看護師も医師も急いでいました(繁忙な状況)。通常は患者に薬剤を渡す前に、内容を確認しますが、急いでいたため確認せずに患者に渡してしまいました(ルールの逸脱)。薬剤部も気が付きませんでした(医師への過信、役割の遂行不十分、ルール違反)。

患者は「医師のやることだから、間違いはないだろう」と思ったとのことでしたが、看護師や薬剤師にも同じように、医師への過信が発生することがあります。処方エラーに何かおかしいと思っても、「この量で処方することもあるし、医師のオーダーだから問題がないと思った」という声を聞くことがありますが、看護師や薬剤師が、疑義照会をすることは専門職としての義務です。患者が内服を安全に行えるように、役割を発揮していきましょう。

参考・引用文献

1) 医療安全全国共同行動技術支援部会 編. 医療安全 実践ハンドブック. 東京, 医療安全全国共同行動, 2015, 328p.
2) 関東労災病院急変対応システム(関東労災病院のマニュアル)平成26年6月16日改定.
3) 落合和徳ほか. チームステップス〔日本版〕医療安全：チームで取り組むヒューマンエラー対策. 東京慈恵会医科大学附属病院医療安全管理部編. 東京, メジカルビュー社, 2012, 24-27, 96-99, 104-113.
4) 種田憲一郎. チーム医療とは何ですか？：エビデンスに基づいたチームトレーニング：チームSTEPPS. 東京, 中外製薬株式会社, 2012, ポケットカード, 39, 51, 53, 59.

医療安全BOOKS 8
臨床事例で学ぶ
コミュニケーションエラーの
"心理学的"対処法
―看護師・医療従事者のだれもが陥る
ワナを解く

2019年8月1日発行 第1版第1刷

監　修　日本医療マネジメント学会／
　　　　坂本 すが

編　著　松尾 太加志／末永 由理

発行者　長谷川 素美

発行所　株式会社メディカ出版
　　　　〒532-8588
　　　　大阪市淀川区宮原3-4-30
　　　　ニッセイ新大阪ビル16F
　　　　https://www.medica.co.jp/

編集担当　利根川智恵／栗本安津子
装　　幀　クニメディア株式会社
本文イラスト　藤井昌子
印刷・製本　株式会社シナノ パブリッシング プレス

© Takashi MATSUO, 2019

本書の複製権・翻訳権・翻案権・上映権・譲渡権・公衆送信権（送信可能化権を含む）は、（株）メディカ出版が保有します。

ISBN978-4-8404-6912-8　　Printed and bound in Japan

当社出版物に関する各種お問い合わせ先（受付時間：平日9：00〜17：00）
●編集内容については、編集局 06-6398-5048
●ご注文・不良品（乱丁・落丁）については、お客様センター 0120-276-591
●付属の CD-ROM、DVD、ダウンロードの動作不具合などについては、
　デジタル助っ人サービス 0120-276-592